Accompagnants de toxicomanes

Populations et trajectoires

Coll. dirigée par Brigitte Tison

Cette collection est destinée à décrire, analyser, développer les mouvements de populations. Les raisons de ces mouvements de populations sont multiples, tant économiques que religieuses ou guerrières. Parmi ces populations, nous ferons une place aux trajectoires d'écrivains, d'artistes, de défenseurs des libertés et aux voyageurs. L'influence du pays à travers leurs populations expatriées pourra faire partie de cette collection : comment vivent-elles ? Quelles adaptations ? Cloisonnements, ghettos ? Quels échanges ont-elles entre elles ? Une attention toute particulière sera portée aux champs de l'éducation et du soin. Les objectifs seront de mieux informer, d'apporter des compléments de connaissances pour mieux comprendre et améliorer les relations entre les peuples, la cohabitation dans nos villes. Les théories et pratiques seront le « fer de lance » de la collection ainsi que l'acquisition de savoir-faire et de savoir-être.

Dernières parutions

Brigitte TISON, *Enseignante en Chine du Nord à l'Institut des langues étrangères de Dalian ? 1997-1998*, 2020.
Brigitte TISON, *Une famille nombreuse au XXe siècle. Mon histoire*, 2020
Olivier MÉREAU, *Jung et Sri Aurobindo. Chercheurs de la psyché humaine*, 2020.
Jennifer THUILLIEZ, *Le syndrome du voyageur, L'appel de l'Inde*, 2018.
Alice VAN DEN BOGAERT, *Les rapports entre castes dans l'Himalaya indien*, 2018.
Brigitte TISON, *Les violences envers les femmes indiennes. Divinisation, diabolisation*, 2018.
Frédéric MORONVAL, *Langue et religion au Népal, Les Néwar bouddhistes de la vallée de Kathmandu*, 2018.
Brigitte TISON et Juliette LECONTE (sous la dir.), *Mineurs étrangers non accompagnés. Dires et réflexions de psychologues*, 2018.
Brigitte TISON, *Jacques Dournes. Prêtre, missionnaire, ethnologue*, 2017.
Brigitte TISON (sous la dir.), *Enjeux et risques à l'adolescence dans l'océan Indien. Le phénomène du suicide dans les îles de La Réunion, Maurice, Mayotte, à Pondichéry, Paris et sa banlieue*, 2016.
Paul MARNAY, *Basic concepts of ethics in the darshanas. Presented in the light of their respective concepts of man*, 2016.

Sous la direction de
Brigitte Tison

Accompagnants de toxicomanes

Expériences et réflexions

L'Harmattan

5-7, rue de l'Ecole-Polytechnique, 75005 Paris

http://www.editions-harmattan.fr

ISBN : 978-2-343-23827-2
EAN : 9782343238272

Sommaire

Avant-propos

Pourquoi un nouveau livre sur les addictions ?

Il ne s'agit pas d'un livre sur les addictions en tant que telles, mais de réflexions menées par des accompagnant(e)s, en majorité psychologues, qui travaillent ou ont travaillé avec des hommes et des femmes aux prises avec des drogues, en tous genres : drogues dites légères ou drogues dites dures ou encore nouvelles addictions...

Chacun sait bien que c'est une lutte qui dure depuis longtemps. La drogue a toujours existé et, même, parfois, elle a été, sciemment, utilisée. Que l'on pense aux guerres.

Les plus récentes en font « *foi* ». Ainsi, en Algérie, on ne décourageait pas les jeunes soldats français à boire beaucoup avant les combats, lors de la guerre d'indépendance du pays (1956-1962)... Au Vietnam, les Américains s'injectaient de l'héroïne, pour mieux combattre les Vietnamiens du Nord Vietnam qui constituaient le Vietminh (guerre USA-Vietnam : 1957-1973) opposé à l'occupation américaine.

Comment imaginer qu'un homme puisse aller, gaiement, tuer son alter ego ?

Durant la dernière Grande Guerre (1939-1945), les militaires allemands distribuaient de la pervitine à leurs soldats... et la liste de drogues utilisées dans les conflits est longue. Mais notre propos n'est pas de faire un tableau récapitulatif de ces drogues.

Aujourd'hui, les drogues ont envahi les banlieues et se vendent au « *nez et à la barbe* » de tout un chacun. J'ai pu voir, encore récemment, de mes propres yeux, la vente de drogues dites douces dans une gare, proche de Paris. Mais il n'y a pas que dans les banlieues parisiennes. À Paris, également, des quartiers que l'on penserait à l'abri, ont leurs réseaux. L'usage du crack près de la place

Stalingrad dans le XIXe arrondissement de la capitale a poussé les résidents de ce même quartier à se mobiliser contre ces rassemblements d'utilisateurs de crack et contre leurs vendeurs qui s'activaient chaque soir, à la tombée du jour.

Y a-t-il des remèdes ?

Nous n'aborderons pas, une fois encore, cet aspect des toxicomanies.

Ce qui nous intéresse, ce sont les réflexions et les questions que se posent les accompagnants d'hommes ou de femmes aux prises avec les drogues, avec une addiction, en général.

Nous aborderons dans ce livre les réflexions

De psychologues qui travaillent auprès de familles où la toxicomanie a fait son entrée

D'éducateurs, d'éducatrices qui travaillent au plus près du terrain, auprès de jeunes ou de moins jeunes toxicomanes

Et celles que nous avons eues, après des expériences auprès de toxicomanes à l'étranger (USA, URSS...)

Nous proposons, donc, le plan suivant :

Introduction

De quelques références théoriques

Chapitre 1 : La spirale de l'enfermement chez les jeunes dans les banlieues françaises, B. Tison

Chapitre 2 : Une situation familiale où la drogue a pris toute sa place, Jennifer Thuilliez, psychologue, Montargis

Chapitre 3 : Au plus près du terrain, Aurélie Ruby-Monteil, éducatrice spécialisée, Paris

Chapitre 4 : Toxicomanies aux Antilles, S. Hélène, psychologue, enseignant en Guadeloupe

Chapitre 5 : La toxicomanie aux USA : une expérience auprès de femmes, *blacks* et portoricaines, à New York, B Tison, psychologue, ancien. enseignante à Paris 5

: La toxicomanie en Russie : une expérience en Oural, B.Tison (associée à I. de Kochko, psychologue)

Introduction

Généralités

La toxicomanie recouvre des réalités très hétérogènes : la personnalité, la problématique du patient, son histoire, celle de sa famille, le choix du produit, l'existence de pathologies préalables...

On parle davantage d'addiction que de toxicomanie et l'accent est mis davantage sur la dépendance dans laquelle le sujet est engagé (T. Baubet, 2000).

Le risque mortel n'est pas à oblitérer. Il est malheureusement bien réel.

On va, à présent, évoquer différentes approches théoriques

De quelques références théoriques

Pour Bergeret : la problématique addictive constitue « *une tentative de défense et de régulation contre les déficiences ou les failles de la structure profonde en cause* ». Toujours selon lui, « *l'agressivité et la voracité allant jusqu'à la toxicomanie apparaissent dès lors comme des issues permettant d'échapper à la toute-puissance des affects* ».

Philippe Jeammet, quant à lui, insiste, en particulier, sur la période de l'adolescence : la relation de dépendance constante du fonctionnement psychique, deviendrait prévalente pour certains sujets, vivant la relation affective comme une menace pour leur autonomie, en réalisant un contre-investissement d'une réalité psychique interne, défaillante ou menaçante.

Pascal Hachet, s'appuyant sur les travaux d'Abraham et Torok (1987), fait de la toxicomanie une tentative d'automédication afin de soulager les souffrances causées par le secret psychique.

Les lacaniens évoquent la question du choix d'objet qui, selon eux, constitue le point de rencontre entre le toxicomane et l'adolescent. Ce qui est une constante à cet âge, c'est une symbolisation du manque, à savoir un nouage à l'objet, caractérisé par ceci qu'il est essentiellement défaillant.

Cette assomption du manque comme symbolique lie le sujet, d'une part, à son identité sexuelle et, d'autre part, à son histoire, toujours à écrire : le passage de l'état adulte qui représente la capacité à supporter le vide. Le toxicomane s'allie à une substance qui, seule, peut lui donner consistance comme sujet puisque, avec cette substance, il fait corps, lui permettant de combler le vide qu'il ressent et maintenant, tout de même en marge, quelque chose de l'ordre du désir...

La toxicomanie chez les enfants de migrants

Des auteurs comme Hadjadj se sont intéressés au problème de la toxicomanie chez les Maghrébins.

Pour lui, l'illettrisme, la toxicomanie, la délinquance, les conduites ordaliques, en général, sont liées à des causes historiques et structurelles.

L'auteur se penche surtout sur la période de l'adolescence, période labile et complexe pendant laquelle le jeune se resitue familialement, socialement et, également, subjectivement.

« *C'est en allant à l'école que cet enfant va se confronter à l'absence de mots arabo-berbère, des mots dont il a été entouré pendant ses premières années* ».

Ce gel psychique est, à la fois, un refoulement psychique et un refoulement corporel de la langue originelle, ces premiers mots qu'il entendait dès sa naissance.

La toxicomanie, selon l'auteur, vise au dégel de ce corps, ce corps symbolique originel, porté par les paroles de la mère.

L'appareil psychique va connaître un enkystement dans les premières représentations concernant les relations mère-enfant durant les soins.

Les représentations du père qu'ont les jeunes de deuxième génération sont importantes. Ils sont confrontés à un père qui n'est plus référent de la mère

par rapport à ce qu'elle pourrait avoir de lui et qu'elle n'a pas. Si le père décidait de repartir, c'est la mère qui possède les enfants dans le pays d'accueil. Le père est, inconsciemment, exclu alors que le miroir mère-fils est maintenu. Les blessures du père, les revendications de la mère sont des facteurs de causalité dans la genèse des conduites à risque des jeunes maghrébins. C'est, en bref, l'échec des relations père-enfant-mère, elles qui articulent de façon sérieuse la mise en place du symptôme, qu'il s'agisse du refus scolaire chez l'enfant ou de la toxicomanie chez l'adolescent.

Pour Tobie Nathan, le passage à l'acte toxicomaniaque constituerait pour l'enfant de migrants un traumatisme auto-infligé dans un but de métamorphose.

Pour ce même auteur, le traumatisme représente un « *véritable dispositif, logique et complexe* » qui est « *le seul moyen dont dispose l'être humain pour modifier non pas ses contenus mais son contenant : son enveloppe* ». Mais *« en l'absence d'un mode de croyance, c'est-à-dire – in fine – d'appartenance, le traumatisme est destiné à se répéter indéfiniment jusqu'à la disparition totale du sujet, car il n'existe pas de fonctionnement psychique sans enveloppe* ».

Contraints de vivre entre deux mondes hétérogènes, ces adolescents répéteraient de manière compulsive les moments de frayeur dans un but de recherche de sens, selon la logique d'une « *seconde naissance* », à la recherche d'un « *temps zéro à partir duquel commencer un nouveau décompte* ».

M.R. Moro parle de traumatophilie chez les enfants de migrants (1989).

Valleur et Nicolas décrivent l'ordalie qui était l'épreuve juridique utilisée jusqu'au Moyen-âge sous le nom de « *jugement de Dieu* ».

Cette épreuve ne laissait aucun doute : celui qui mourrait était coupable, celui qui survivait était choisi par Dieu, au-delà de toute justice humaine, son statut était modifié et sa survie, légitimée.

De nombreux auteurs ont souligné l'impact traumatique de la migration, par perte du contenant culturel.

Cet impact peut entraver le travail de deuil que tout migrant doit accomplir.

Pour certains migrants, l'expérience traumatique peut se révéler non symbolisable. Abraham et Torok ont parlé d'inclusion pour caractériser ce phénomène qui est à l'origine de ce qu'ils nomment la *crypte*, zone clivée du moi dans laquelle sont conservés des éléments qui n'ont pu être élaborés.

La *crypte* d'un parent peut déterminer chez l'enfant ce qu'Abraham a nommé le travail de fantôme et qui correspond « *au travail dans l'inconscient du secret inavouable d'un autre* ». Il y a transmission par les parents de l'absence de certains contenus psychiques.

La migration ne peut être assimilée à un secret, mais le secret peut porter sur les affects, les représentations qui lui sont liées.

Dans le cas qui intéresse Baubet (2000), c'est en quelque sorte ce qui permettrait de lier les deux mondes qui ne peut être transmis.

Quant à Hachet, il décrit comme suit les manifestations cliniques du travail de fantôme : « *cette pathologie oblige l'enfant à symboliser les expériences qui n'ont été que partiellement symbolisées par ses parents, qu'il s'efforce de comprendre et de soigner dans l'espoir d'être à son tour mieux compris et mieux soigné par eux. Ce travail « biscornu » du psychisme se manifeste par des pensées, par des affects ou plus fréquemment des actes qui ne vont pas dans le sens des enjeux psychiques propres au sujet et qui, souvent, s'y opposent fortement* ».

Le même auteur souligne également l'étrangeté du rapport à soi-même en dehors de toute psychose et la sur-stimulation du besoin qu'a l'enfant de chercher une relation fusionnelle avec la mère, modalité relationnelle qui va peser sur son développement ultérieur.

Bien d'autres auteurs et, notamment, des anthropologues comme De Vos ont tenté des explications.

Nous n'en ferons pas une liste exhaustive.

Ces références, déjà, peuvent nous permettre de mieux comprendre la personnalité du toxicomane.

Certaines toxicomanies chez les enfants de migrants peuvent traduire le défaut d'élaboration chez leurs parents de l'expérience de migration et d'exil.

CHAPITRE 1 :

La spirale de l'enfermement chez les jeunes de banlieues

BRIGITTE TISON

Certains types de dépendances sont bien connus comme les addictions à l'alcool, aux drogues. Ils ont été longuement étudiés, décrits, analysés afin de mieux répondre à un certain malaise des jeunes dans les banlieues et d'enrayer la spirale dans laquelle ils s'enfermaient.

D'autres sont plus difficiles à appréhender. L'approche n'est pas aussi simple. Nous pensons, ici, à l'accroche à une bande, à un gang...

Là, encore, des témoignages, des études racontent.

Nous citerons les jeux vidéo et tout ce qui tourne autour d'internet qui sont, en quelque sorte, les nouvelles addictions.

Nous ne prétendons pas refaire l'analyse de toutes ces dépendances. Nous proposons de les évoquer, brièvement, à un moment où la notion de dangerosité est à nouveau mise en avant et où les réponses données visent peut-être davantage à forclore le malaise des jeunes dans les lieux dits « *spécifiques* » à ce type de problématiques qu'à régler les vraies causes.

Les addictions

L'une des premières dépendances dans laquelle nombre de jeunes s'inscrivent et qui persiste, c'est la toxicomanie. Les jeunes ne sont pas devenus seulement dépendants psychiquement, psychologiquement, mais, également, financièrement : argent facile grâce à tous les trafics qui se sont introduits dans les cités, dans les rues de certains quartiers. On ne note aucune défection en cette période de crise à ce sujet, seulement des modes d'addiction qui sont plus en vogue qu'à d'autres périodes (héroïne, puis cocaïne, actuellement crack et mélanges selon le Journal Le Monde (juillet 2009). Le cannabis quant à lui semble toujours très opérationnel sur le marché.

L'économie parallèle maintient un niveau d'acceptation de la situation sociale (contre la vie chère, le chômage...). Les chefs des différentes organisations de « *deal* » se déplacent en grosses voitures, paradent devant tous, sans aucune peur ni pudeur. « *Ils ont réussi* » ! pensent les jeunes.

Ont-ils réussi ?

En tout cas, à leurs yeux, ils sont reconnus et tiennent leurs places et rôles !

L'appartenance à un groupe, à une bande, à un gang

Un autre type d'enfermement que l'on observe depuis quelques années, c'est la constitution de bandes qui se forment à partir de groupes de jeunes, au départ, informels. Les jeunes qui en font partie se sont progressivement déscolarisés, fuient pendant la journée leurs familles pour se retrouver dans la rue, au pied des immeubles (les tours, en particulier).

Ils commencent par *dealer* (on les surnomme « *les petites fourmis* » dans la vente des drogues), puis, ils peuvent rejoindre un groupe plus constitué qui met en place de réels plans d'action pour voler, braquer voire tuer. Ces bandes défendent leur territoire, leur identité (ils se sont donné un nom), ils ont parfois des armes quand ils forment un gang. Ils peuvent s'affronter entre bandes rivales (dans les gares, par exemple).

Beaucoup de ces jeunes sont issus des banlieues. Les parents viennent de l'immigration. Ils ont été très vite débordés dans l'adaptation au pays, malmenés par ce choc qu'ils ne parviennent pas à surmonter. Ils démissionnent de leurs responsabilités de parents, en l'absence d'un groupe communautaire structuré et étayant comme au pays.

Ce sont surtout parmi les jeunes « *blacks* » que le recrutement a lieu (voir le témoignage de L. Mandzou). Ces jeunes déploient des conduites de ruptures avec le reste de la société. Ils se réclament d'une identité noire.

Dans la région parisienne, certaines villes ont acquis une certaine célébrité avec leurs bandes. Ainsi en est-il du groupe des « *fight boys* » qui ont déjà sévi dans les années 1986 à Montconseil dans l'Essonne pendant que d'autres groupes évoluaient à Corbeil (cité des Tarterêts) ou à Evry (l'agora : grande place dans la ville), toujours dans le même département. Ils se choisissent des noms mythiques comme *Black Panthers* (groupe qui a su résister aux USA pour ses droits), requins vicieux...

Les familles subsahariennes ont du mal à encadrer leurs adolescents. Ceux-ci commencent à prendre conscience des inégalités, de la discrimination raciale.

Après avoir décroché de l'école, ils rejoignent le groupe à la recherche de leur identité, d'un groupe refuge. Le groupe devient leur famille. Celui qui est le plus faible a toujours peur de le montrer aux autres car il a peur d'être rejeté, incompris.

D'autres appartenances

Il existe, encore, d'autres appartenances, parfois plus « *soft* » comme celles qui vivent de la musique (*rap*), des graffitis (*tags*) ou, encore, de la danse (*hip hop...*). Cette dernière investit le corps et lui donne une autre fonction qui lui est habituellement attribuée. Ce corps urbain, désolidarisé de l'espace, est un corps de temps qui doit faire passer la journée, déplacer l'individu d'un endroit à l'autre sans détenir une emprise sur l'espace. La danse permet à l'individu de replacer son corps dans cet espace et de le repositionner au centre, dans l'espace urbain. Le corps peut être dépossédé. Ainsi, par l'acte créatif, l'individu retrouve sa place, retrouve les tensions corps/esprit, terre/ciel et parvient au niveau du sacré (la *capoeira* au Brésil par exemple...).

Enfin, on peut voir des jeunes qui rejoignent au sortir de leur adolescence d'autres jeunes dans des mouvements sectaires, rencontrés sur internet (mouvement satanique, mouvement gothique...). Ces jeunes, mal dans leur peau, se trouvent une reconnaissance sociale.

Plus récemment, les nouvelles addictions relèvent du monde virtuel (jeux vidéo...).

De ces enfermements dans lesquels s'enfoncent ces jeunes, il y a bien sûr des causes. Ce n'est pas parce que les parents ont migré, que l'adaptation s'est faite durement, que les enfants trouvent comme seule issue à leur mal-être les drogues en tous genres, l'appartenance à une bande ou encore à un mouvement sectaire.

Nous proposons d'interroger d'abord la société d'accueil, devenue une société de consommation : quelle signification revêt la dépendance à la drogue ? Pourquoi défier la société ou se mettre hors la loi ?

Nous ne traiterons que quelques points sensibles qui signent le décalage existant entre la société européenne d'accueil et les sociétés traditionnelles, les statuts des membres de la famille au pays (rôles de la mère, du père), la disqualification éprouvée et jamais assumée par le père, en particulier, qui entraîne la mésestime de soi chez leurs enfants. Face à une vulnérabilité difficile à reconnaître, le garçon va trouver des pare-protections, malheureusement inadéquates comme les addictions, la délinquance...

Dépendances, enfermements, quelles solutions ?

L'éducatif entre les murs palliera-t-il à ces stratégies sans issue ? Telle est bien la question.

Nous ne donnerons pas de réponse. Notre propos n'est pas celui-là. Nous rappellerons seulement ces « *enfermements* » des jeunes qui vivent près de nous dans le cadre de ce dossier.

Société d'accueil, société de consommation

Si l'on considère la dépendance aux drogues, l'on peut dire que l'acte de consommer en lui-même devient un jeu de société. L'usage de produits peut prendre chez le toxicomane une valeur d'insertion dans un groupe de pairs, dans une bande. Devant cette aliénation, on est en droit de se demander si le toxicomane n'en est pas le révélateur, le représentant ? Il interroge l'idée de besoin en ne voulant rien savoir du désir qui le précède. Dans la société de consommation, il y a une « *déification* » en quelque sorte des objets, des gadgets, des biens de consommation. Parallèlement, on assiste à une perte de la dimension symbolique des objets. Ceux-ci deviennent vides de sens. Là où les sociétés traditionnelles mettaient en place des ensembles symboliques réalisant le lien entre monde réel et monde imaginaire, nos sociétés ne sont pas parvenues à remplacer ces ensembles sauf par des lois qui sont avant tout formelles. La soif de consommation a remplacé le vide symbolique. Les jeunes se trouvent des exutoires dans les jeux, la musique... Le désir s'exprime dans la transgression et la violence. La drogue vient alors remplir ce manque.

Les enfants nés dans le pays d'accueil se trouvent dans des situations remplies de difficultés voire devant l'impossibilité à trouver une identité nationale ou de groupe, que viennent souvent rappeler et renforcer les réactions de l'entourage ou certains dispositifs législatifs. Du fait que les parents n'ont pas fait le choix ou ont fait une fausse sortie, les enfants sont à leur tour en panne de choix.

Image familiale

Dès ses premières années, l'enfant baigne dans le cocon familial. Plus tard, avec la scolarisation, un rapport de force peut s'installer entre l'école et la famille. L'école va exclure toutes cultures différentes et la culture dont les enfants sont porteurs va se trouver dévalorisée. Le rapport de force bascule en faveur de la culture du pays d'accueil. Le fossé entre la culture des parents et celle des enfants se creuse alors davantage. Le « *dehors* », ce qui est à l'extérieur de la maison va attirer de plus en plus ces jeunes tandis que le « *dedans* » devient de plus en plus étouffant (J. Ott, 1996).

Bien plus, dans nombre de situations, une forme de deuil, non réalisée par la génération des parents rend impossible le deuil que les enfants ont à faire de « *cet objet perdu* » (pays, identité...). En effet, contrairement aux situations d'immigrés qui, par choix ou par contrainte, ont décidé de s'implanter une fois pour toutes dans le pays d'accueil et qui n'envisagent pas le retour, beaucoup se vivent comme immigrés en transition (à plus ou moins long terme), venus pour améliorer les conditions matérielles utilisant une part importante de leurs revenus pour construire au pays.

Le rôle du père

Dans la plupart des sociétés, l'image du père est fortement idéalisée, investie d'une force physique redoutable. L'identification à ce père est impossible. Toute rivalité est exclue ce qui compromet les chances d'autonomisation. Le père a un rôle séparateur. Il vient mettre un terme à la relation mère/enfant sans instaurer une relation triangulaire. Il existe donc deux relations duelles pour l'enfant : une bonne, mère/enfant et une dangereuse, père/enfant. L'identification au père reste incomplète ce qui rend difficile toute existence en dehors du groupe. C'est lui le garant de l'identité. Lors de l'immigration, la trajectoire des enfants s'inscrit dans celle des pères. C'est le père qui a émigré, seul, dans un premier temps, laissant l'enfant près de sa mère. La loi paternelle est donc intériorisée et ne délie pas les liens mère/fils.

Le père est cause de l'immigration. Il a un rôle, souvent, dévalorisé. Fréquemment, démissionnaire, le père n'est plus soutenu par la famille élargie. L'image du père, là-bas tout puissant, se transforme en une image d'impuissance, ici, comme un reflet du néant. Il invalide la fonction paternelle de représentant symbolique de la loi. Il devient le rival, l'intrus.

L'enfant aura des difficultés à s'identifier d'autant plus que le père transgresse les règles religieuses de sa tradition. Le père qui représentait l'espoir d'une promotion sociale se trouve porteur d'une illusion que les fils reprennent à leur compte. Le toxicomane va répéter et annuler la question du père c'est-à-dire de l'individu dans une lignée, dans une famille, dans une société.

La migration vers le territoire de la défonce est génératrice d'un désenchantement, exactement comme l'immigration pour le père. Ils ont, tous les deux, quitté leur territoire pour un autre dans lequel ils n'ont pas trouvé leur place. La dépendance va révéler l'illusion, procurée par l'identité du toxicomane, avec la disparition du sujet derrière l'identité « *toxicomane* ». Le jeune remplace le conflit identitaire par le conflit avec la drogue. Être et faire comme le père conduit à la toxicomanie ou à toute autre dépendance. Il s'agit d'une filiation tronquée.

La relation mère/fils

Dans la société traditionnelle, le couple mère/fils se trouve uni dans un maternage bien particulier. La période de maternage est une période fusionnelle, marquée par une forte érotisation, due aux contacts très proches entre l'enfant et la mère. La mère est comme la reine absolue de « *l'inconscient de son enfant* ».

Lors de l'immigration, la mère se trouve isolée, coupée de sa communauté. Il n'y a plus le regard et l'attention du groupe communautaire. Elle devient sur protectrice et, souvent, dépressive. Cela est particulièrement vrai en ce qui concerne les mères de tradition arabo/musulmane. Du fait de la précarité familiale, c'est souvent à elle qu'il incombe d'assurer la subsistance face à l'insécurité constante du lendemain. Du fait, aussi, du désinvestissement du père, la mère va se substituer à lui et va « *prendre sa revanche* » sur le père, sur les hommes de la famille. La mère profite de l'émancipation des femmes françaises.

L'enfant se trouve dans une position narcissique très importante. Ceci fait partie des règles et des valeurs de l'islam. Amour, sentiment de sa propre valeur, pudeur, virilité, honneur.

Ce que le toxicomane va exprimer, c'est le doute sur sa propre valeur, le sentiment d'impuissance et de vide, le manque, l'insatisfaction, l'incertitude sur son identité, l'estime de lui-même troublée. Il peut se replier sur lui-même. La drogue va lui permettre de retrouver cette jouissance dont il a l'expérience, enfant. Elle sera l'objet magique qui lui permettra d'annuler la différence entre réel et imaginaire.

Si le jeune laisse tomber la drogue, c'est le conflit identitaire qui ressurgit. La question de la langue maternelle qui avait été refoulée réapparaît. En effet, l'école en France se veut objet d'intégration. Héritière du Siècle des Lumières, sa mission est d'instruire tout individu de toute origine qu'il soit. L'apprentissage du français est vu comme un instrument de libération. Mais aujourd'hui, la capacité d'intégration de l'école est en crise. Elle ne peut garantir l'insertion par le travail.

Les classes sociales les plus défavorisées sont les plus touchées. Ce sont les enfants de l'immigration qui interrogent le plus le système scolaire. En échouant à l'école, ils continuent, sous d'autres formes l'échec des parents.

En disqualifiant la langue et la culture maternelles, l'école et la société creusent davantage le fossé entre le dedans et le dehors. Le clivage culturel-affectif se trouve d'autant renforcé.

La langue maternelle devient honteuse. L'enfant ne parlera cette langue qu'en privé avec la mère.

Retrouver une dimension sacrée

La religion musulmane inscrit l'individu dans une dimension sacrée qui a le plus souvent été invalidée dans notre société industrialisée et matérialiste.

On peut lire la toxicomanie comme une tentative de redonner un sens sacré à l'existence. Ceci à partir de ce qu'en disent les jeunes : ils mettent leur corps entre les mains du sort, jouant avec la mort. Leur corps est laissé comme gage. On peut comparer l'expérience de la drogue à un jeu d'initiation, valorisé dans les rites. Mais ceci est un leurre, car il n'y a aucune référence à la loi et le sujet est projeté dans une autodestruction.

Pour conclure ce survol rapide, nous dirons que l'essentiel va être d'accompagner ces jeunes, de leur redonner une certaine estime d'eux-mêmes, une meilleure connaissance de leur filiation, de leur culture.

Les obstacles prennent du temps. Il faut s'armer de patience mais des jeunes comme L. s'en sont sortis. Pourquoi pas d'autres même si leur charisme est plus fragile !

Bibliographie

Bergeret, J. (1990) les toxicomanes parmi les autres, éd. O. Jacob, Paris

Boucher, M. (1998) Rap, dépression des lascars. Signification et enjeux du rap dans la société française, éd. L'Harmattan, Paris

Bousquet, R. (1998) Insécurité, nouveaux risques. Les quartiers de tous les dangers, éd. L'Harmattan

Dubet, F. (1987) La galère, les jeunes en survie, éd. Fayard, Paris

Duprez, D., Kokoreff, M. (2000) les mondes de la drogue, usages et trafics dans les quartiers, éd. O. Jacob, Paris

Fanon, Frantz (1995) Peau noire, masques blancs, éd. Le Seuil, coll. Points, Paris

Lepoutre, D. (1997) Cœur de banlieue. Codes, rites et langage, éd. O. Jacob

Madzou, L., Baqué, M. H. (2009) j'étais chef de gang suivi de « voyage dans le monde des bandes » éd. La Découverte

Memmi, A. (1985) Portrait du colonisé, éd. Gallimard, Paris

Articles

Curtet, F., le Poulichet, S. La toxicomanie des maghrébins transplantés dans revue de Psychiatrie francophone, n° 3, 1982

Hadjadj, S. (1989) Toxicomanie et problème de filiation, essai sur le père du toxicomane maghrébin dans Migrations santé, n° 78, sept.

CHAPITRE 2 :

Il faut rendre à César. Chronique d'une addiction familiale

JENNIFER THUILLIEZ

« *Être ou ne pas naître* »
Virginie Flament

« *D'abord, il y a une opportunité, ensuite vient la trahison* ». Ainsi parlait Spud dans le film devenu culte « *Trainspotting* » de Dany Boyle sur une jeunesse anglaise en déshérence et aux prises avec la drogue.

L'opportunité m'a, ici, été donnée de participer à cet ouvrage. J'ai tout de suite pensé à cette patiente qui m'avait confié son histoire, riche d'addiction. J'espère que je ne la trahirai pas, ni elle ni aucun des usagers de drogue quel qu'il soit.

Comme on le sait, la question de l'addiction renvoie inexorablement à celle de la répétition : le geste, l'usage, le recours qui se répètent, encore et encore, dans une suite à laquelle il est difficile de trouver une fin. Ce n'est pas faute de la chercher – cessons d'incriminer « *les drogués* » - mais encore faut-il la trouver. L'addiction pourrait se résumer à être coincé sur le rond-point de l'Étoile à Paris, à l'heure de pointe : ça tourne, ça tourne, comme autant de joints que se font tourner les amateurs d'herbe et on ne sait comment passer d'une file à l'autre pour, enfin, trouver la sortie. Peu importe laquelle. Pourvu qu'on sorte de l'enfer.

Bien évidemment, tous les consommateurs ne sont pas dépendants du ou des produits dont ils usent. Mais pour ceux qui le sont et ne construisent pas autour tout un système de pensée venant lui (leur) donner sens en s'y accrochant, la question peut se poser de savoir comment reprendre le volant de leur vie.

Il est fondamental à mon avis de sortir, en tant qu'observateur, d'une vision jugeante et moralisante des usagers de drogues. Aujourd'hui, tout un chacun est susceptible d'être dépendant, sans même s'en apercevoir. Outre les produits à présent bien connus tels que l'alcool, l'herbe, les médicaments, le jeu, le sexe, la nourriture, il est des drogues que l'on ne soupçonnerait pas mais qui font pourtant des milliards de victimes de par le monde. Le capitalisme en fait partie, tout comme le narcissisme exacerbé, bien que défaillant, que les réseaux sociaux mettent en lumière depuis leur apparition. Chacun fait ce qu'il peut pour affronter le réel et composer avec.

Ma patiente a commencé à fumer du haschich à 13 ans. Nul besoin d'une « *mauvaise* » fréquentation qui lui aurait proposé de fumer, puisque c'est elle qui, comme si cela lui était inné, a roulé le pétard qui ouvrait le bal qui allait durer pas moins de 17 ans.

On peut noter là le premier élément significatif dans son histoire : d'où lui venait ce savoir spontané ? La réponse est bien simple puisque toute jeune enfant, elle avait eu l'occasion d'observer à loisir 3 de ses oncles rouler leurs joints après les repas pris à la table familiale. Elle ne voyait ce côté de la famille que quelques fois par an, mais la pratique était ancrée, tant et si bien que son aînée avait pu être chargée de préparer le collage de feuilles des tontons adorés dès son plus jeune âge. Plus aucune surprise donc à la spontanéité déconcertante avec laquelle elle avait retrouvé les gestes, le moment venu pour elle, de poursuivre l'histoire familiale.

Ce qui aurait pu constituer une expérience exceptionnelle allait de fait trouver des échos qui lui sembleraient parfois infinis.

À l'époque où elle débuta son initiation cannabique, celle que nous appellerons ici Gwen vivait avec sa mère et sa sœur. Ses parents s'étaient séparés quelques années auparavant et sa mère souffrait d'une dépression qui n'empêchait pas cette femme forte de jouer son rôle du mieux qu'elle put.

Ce ne fut qu'après un dévoilement du réel qu'elle comprit que sa mère souffrait d'alcoolisme. Voilà qui expliquait maintenant aux deux sœurs démunies pourquoi leur mère faisait parfois des « *crises* ». Point de crise en réalité, mais un peu trop de rosé. Elle qui était une grosse fumeuse – jusqu'à 2 paquets de brunes par jour – était également sous traitement pour l'aider à affronter sa souffrance.

C'est donc dans ce contexte défaillant qu'advint le recours au cannabis. Outre les affres de l'adolescence, ce n'est qu'une fois adulte que ma patiente a pu envisager que cet usage pouvait l'aider à prendre de la distance avec une réalité avec laquelle il était devenu difficile de composer.

« *Et le père* ? » me direz-vous. Le père avait fait ses valises 5 ans auparavant puis, il avait emménagé quelque temps plus tard avec sa nouvelle compagne et ses enfants. Agée de 9 ans à ce moment-là, Gwen a pu dire un souvenir qui lui avait semblé récurrent mais qui, en réalité, n'aurait pu avoir lieu qu'à une seule occasion. Alors que ses parents mettaient en place leur séparation, elle avait vu son père charger un sac d'affaires et un matelas dans le coffre de sa voiture, pour aller passer le week-end dans le studio qu'il venait de louer. Ainsi, elle se rappelle d'elle, voyant son père préparer son départ et lui demander de sa voix d'enfant si elle pouvait venir avec lui. Faute d'un aménagement suffisant – et peut-être d'un besoin adulte d'être seul – elle n'avait pu qu'essuyer un refus.

Ce souvenir lui semble, au moment où elle me le confie, inaugural de ce qui allait suivre. En effet, quelque temps plus tard, Gwen développa des troubles obsessionnels qui devinrent de plus en plus handicapants. Elle me décrivit comment son quotidien devint jonché d'embûches, au moindre pas, littéralement.

Le sol de la maison était fait de carrelage, blanc et noir, et son esprit, en manque de contrôle sur ce qu'elle vivait, lui intimait l'ordre de ne marcher que sur les carreaux blancs. Au-delà de la logistique interne que l'exercice requerrait, il impliquait une grande dépense d'énergie, tant dans la réalisation que la « *gestion publique* » des choses. L'on n'est pas seul avec sa folie : on demeure dans un monde socialisé avec lequel, en plus de ses angoisses, il faut composer. Elle pouvait parfois faire passer ses injonctions internes pour un jeu, comme elle devait franchir le seuil du salon en ne marchant pas sur les trois derniers carreaux. Il lui fallait alors fait de grands sauts : ce qui n'est pas des plus aisé quand on a une assiette entre les mains, par exemple. Elle raconte, également, comment le matin, avant d'aller à l'école, seule dans la maison, elle avait pour habitude de prendre du jus de fruit mais que ce geste anodin était devenu, alors, d'une contrainte éreintante. De fait, la construction de sa pensée, devenue pour ainsi dire pathologique, lui imposait de consommer ce jus par nombre pair de verres. Aussi, elle ne pouvait en boire un mais, obligatoirement, deux, minimum. Il suffisait que son esprit lui en réclame encore pour devoir en absorber deux de plus. Ajoutez à ça l'énergie que demandait le moindre geste à faire en double et nous obtenons un aperçu du cauchemar qu'était devenu son quotidien.

Il lui semblait avec ce fonctionnement en doublon qu'elle essayait d'annuler quelque chose. À la manière des effaceurs qu'elle utilisait à l'école quand elle avait fait une faute, Gwen voulait effacer l'effet qu'aurait pu avoir l'une de ses pensées.

Quand sa mère, un jour, les avait prises, elle et sa sœur, dans la cuisine pour leur annoncer le divorce à venir, Gwen avait spontanément pensé : « *chouette, je vais voir ce que ça fait d'avoir des parents divorcés* ». Me confiant cela, elle précisa qu'à l'époque était diffusé le film « *Génial, mes parents divorcent* », comédie mettant en scène le réaménagement familial qu'entraîne la séparation parentale. Elle faisait le lien entre cette pensée marquée par l'innocence de l'enfant qu'elle était, jusque là, et la mise en place de ces troubles obsessionnels comme tentatives répétées d'annuler cette pensée et la culpabilité qui l'habitait. Et si celle-ci avait influencé le cours des choses ? Pour elle, c'est dans ce moment que résidait le fondement de ce qu'elle allait traverser.

Cette petite fille s'était réjouie de l'annonce d'un divorce et elle allait le regretter amèrement. Le regret s'est-il mis en place en voyant la détresse de sa mère ? Possible. Toujours est-il qu'elle allait, inconsciemment, traîner cette culpabilité dans chaque geste du quotidien.

Aux troubles obsessionnels s'ajoutait l'angoisse qui y présidait : l'angoisse de la séparation et celle de la mort qui en est le fondement. C'est dans l'espoir que sa pensée était devenue magique qu'elle opérait toutes les contraintes possibles et imaginables pour être rassurée.

Le premier souvenir qu'elle en avait était celui d'un jour où son esprit lui avait intimé l'ordre de monter sur la fenêtre qui était alors située au premier étage et, bras et mains écartés comme quatre points d'ancrage, elle avait « *dû* » se balancer d'avant en arrière pour éviter une catastrophe inconnue.

C'est finalement l'espoir que sa pensée était magique et pouvait avoir un effet sur les choses qui la poussait à agir. Elle décrit très bien ce vécu dans ce qu'il avait de pulsionnel : quelque chose qui pousse l'individu, du plus profond de son être – corps et esprit – à commettre un geste pour apaiser une tension interne.

Devenue esclave de cette pensée qu'elle espérait toute-puissante pour la protéger du pire. Gwen devint au fil du temps l'ombre d'elle-même. Grossie par l'angoisse – et la consommation en doublon ? –, elle subissait à l'école ce que l'on nomme aujourd'hui le harcèlement scolaire. Elle n'était que le bouc émissaire d'un mauvais bougre, mais la victime des moqueries des enfants qui étaient, également, ses amis. Difficile pour elle d'évoluer dans ce cadre devenu insécurisant, elle se souvient d'avoir demandé à sa mère quand elle avait une dizaine d'années, ce qu'était l'autodérision. Après réponse de sa mère, elle lui avait résumé ainsi la compréhension qu'elle en avait eue « *c'est se moquer de soi avant les autres* ».

Jackpot ! Elle avait trouvé comment se soustraire à la violence des autres : devenir son propre bourreau. L'enfant qu'elle était avait compris que si elle se dénigrait avant que les autres aient l'occasion de le faire, ils ne pourraient plus rien contre elle. Elle se trouva alors prise à attaquer elle-même son image dans une tentative de reprise de contrôle. Encore et toujours.

Aujourd'hui, Gwen est devenue adulte et elle a bien conscience qu'elle a intériorisé cette tendance dont elle n'a plus conscience, sauf quand son entourage la questionne sur la façon qu'elle a de se dénigrer.

C'est donc de cette façon qu'elle a grandi : tentant de réparer une faute qu'elle n'avait pas commise : la pensée doit être libre ! – et de fait, de reprendre le contrôle de ce qui lui avait échappé : sa pensée et ses conséquences présupposées. C'est d'ailleurs ce que R. Durastante évoque dans son ouvrage : Adolescence et addictions « *le recours à l'acte pourrait être considéré comme pouvant permettre à l'adolescent de reprendre la maîtrise de ce qu'il avait pu vivre jusqu'alors dans la passivité »*[1]. Ainsi, elle essayait comme elle le pouvait de reconstruire un semblant de prise sur le réel.

Psychiquement, rongée par son vécu intérieur, pétrie par l'angoisse et les stratégies qu'elle développait pour y survivre, cette enfant qui était plutôt joyeuse de nature devint l'ombre d'elle-même. Envahie par tous ses rituels qui avaient pour fonction de la protéger, elle était épuisée. Même, écrire la date sur ses cahiers d'école se révélait être un symptôme : refusant l'idée tout entière d'une quelconque séparation, Gwen m'expliqua qu'il lui était arrivé de l'écrire en toutes lettres et toutes attachées, devant ensuite faire face au questionnement de son instituteur circonspect. Nombreux sont les souvenirs des implications de ses troubles qui lui « *bouffaient* » littéralement la vie et font écho à ce qui allait devenir « *l'objet addictif (qui) pour Joyce Mac Dougall (1996) est un objet ambigu, mais vécu comme un bon objet, pansement transitoire face à ce qui procure du déplaisir, de la frustration, de la douleur psychique, vécue comme insupportable et confrontant le sujet à un sentiment de mort interne, d'effondrement* ».[2] De fait, elle se défendait contre une souffrance psychique, autrement insurmontable.

Car, à cette époque, Gwen dit qu'elle se vidait de son élan vital. Sa mère en avait pris toute la mesure alors qu'un dimanche elle s'occupait à jouer à un jeu de société avec sa fille. Effrayée et désemparée, face à son enfant devenue mutique, elle appela le médecin de famille et lui expliqua la situation : Gwen ne répondait plus ni ne bougeait. Sa mère lui a raconté cet épisode douloureux et lui a dit que le professionnel lui avait dit que l'enfant était en train de « *péter un câble* » et qu'il fallait la conduire aux urgences. Elle se rappelle de sa sœur venue lui dire alors qu'elle était assise, stoïque, sur son lit : « *Prépare des affaires, tu vas à l'hôpital* ».

Impuissante, sa mère s'en remit à cette indication et emmena sa fille à l'hôpital. À cette époque, Jean-Luc Delarue n'avait pas encore popularisé la notion de troubles obsessionnels compulsifs et Gwen passa une batterie de tests, entre électroencéphalogramme et analyse d'urine. Elle livre un souvenir très précis, corroboré par sa mère, de son hospitalisation. En effet, Gwen revoit au bout de son lit ses

---

[1] *Op. Cit,* p. 37.
[2] Id., p. 51.

parents et une infirmière venant lui apporter un verre de cantine, rempli d'un fond d'eau, qui révéla un goût amer. Curieuse, elle avait demandé ce qu'il contenait et la soignante lui avait, alors, répondu ces mots qu'elle n'a pas oubliés : « *c'est pour que tu arrêtes de pleurer* ».

Il ne s'agissait rien d'autre que d'un sédatif. Une fois, sortie, elle allait en consommer chaque soir, durant quelque temps – le temps nécessaire pour que le sevrage se fasse. Elle resta hospitalisée pendant une huitaine de jours et son père mit fin à son séjour quand l'équipe médicale, dépassée, avait évoqué de la transférer dans un hôpital parisien et de lui administrer un traitement par intraveineuse.

Gwen me dit que son père pouvait verbaliser qu'il n'avait pas élevé ses enfants, du fait de son départ du foyer familial. Il semble que cet homme, lui-même dans l'autodénigrement, n'ait pas mesuré la présence parentale forte que révélait cette prise de position. En effet, quand elle repense à ce point d'arrêt posé par son père, Gwen se pose la question : comment aurait-elle évolué si elle avait bel et bien été transférée et traitée par intraveineuse ? Cette pensée lui apporte toujours une grande gratitude envers son père, qu'elle ne lui a, semble-t-il, jamais exprimé jusqu'ici.

Gwen retrouva donc le cocon familial et le chemin de l'école. Elle ne garde aucun souvenir de ce qui avait été expliqué à l'école, mais surtout ce qu'elle avait expliqué à ses copains des raisons de son absence. Le quotidien reprit son cours, avec son traitement sédatif qui l'aidait à gérer les angoisses, liées au coucher. L'idée même de se mettre en pyjama était suffisante à la mettre en détresse. Sa mère qui lui demandait comme n'importe quel parent le demande à son enfant le soir, ne se doutait pas de la complexité que recouvrait ce moment. « *Partir, mourir un peu* ». Pour Gwen, c'était le fait de dormir qui équivalait à mourir un peu.

Pour contrer son angoisse, elle maintenait ses rituels dont elle n'aurait su se défaire, même si elle l'avait voulu. Un jour, elle raconte qu'ils étaient si longs et minutieux, qu'elle avait fini par uriner sous elle. Difficile d'expliquer à sa mère, à plus de 10 ans, ce qui avait pu se passer. Elle avait bien conscience de ce qu'elle nomme « *sa folie* ».

Malgré son jeune âge, Gwen savait bien qu'il lui fallait donner du sens à ces faits et gestes qui s'en trouvaient dépourvus en dehors de la « *folie* » de sa pensée. Alors, elle mettait son imagination débordante au service de sa réhabilitation sociale : être capable de s'expliquer face à l'Autre et son regard. Par exemple, si sa pensée lui imposait de faire et refaire un geste quasiment sans fin (son fonctionnement en doublon impliquait, si un geste n'était pas réalisé à la perfection, d'être refait par paire jusqu'à sa satisfaction, après avoir doublé celui qui était imparfait pour l'effacer), il lui fallait inventer une raison à ce comportement qu'elle savait inadapté : elle pouvait alors dire qu'elle aimait la sensation ou le son de telle ou telle action.

Ainsi, Gwen grandit de cette façon, en essayant de trouver une place aux choses, aux angoisses comme aux réponses qu'elle tentait d'y apporter, avec plus ou moins de succès. Et c'est dans ce succès relatif que réside pour elle le recours plus tardif à l'addiction.

Car Gwen laisse apparaître dans son discours la grande connaissance qu'elle a d'elle-même. De fait, elle dit sans ambages qu'elle a « *un fonctionnement addictif* », ce qui ne va pas sans aller dans le sens des théoriciens de la question qui évoquent des personnalités *addictes*. Il est important de garder cette vérité à l'esprit lorsque l'on prend en charge des patients : ils sont experts de leur situation et nous nous devons d'entendre leur savoir.

C'est dans cette optique que j'ai rencontré Gwen et que nous avons mené nos entretiens. Elle avait une vision assez claire de ce qu'elle avait vécu et de la fonction de ses réactions.

Ainsi quand elle s'est mise à fumer du cannabis, elle n'y voyait rien d'autre qu'une expérience adolescente, devenue « *classique* ». Originaire d'un village de campagne, son environnement ne lui semblait pas très stimulant et l'ennui était rompu quand ses premiers pétards les avaient rendu.es hilares, elle et ses ami.es. Quoi de mal à rire, finalement ? Et, surtout, quoi de mal à calmer ses angoisses ? Surtout quand la consommation énergétique consécutive à cet usage aide à perdre les kilos superflus ? Car, malgré tout ce qu'elle engloutissait quand elle avait fumé, Gwen perdait du poids : peu importait la *malbouffe* et les paquets de gâteaux qu'elle s'enfilait, le cannabis consommait tellement d'énergie que, non seulement son corps ne stockait pas tout le sucre dont elle dit qu'elle se gavait, mais, en plus, il se délestait de ce qui la gênait depuis des années. *Top jackpot* pour cette adolescente mal dans sa peau qui voyait les gens lui demander après un été passé à fumer si elle avait fait un régime pour avoir fondu de la sorte.

Gwen venait de trouver un objet contra-phobique et c'était tant mieux. R. Durastate nous rappelle d'ailleurs qu'« *on peut (...) comprendre les effets sur-compensatoires du produit addictif, du côté de la toute-puissance et de l'immortalité* »[3]. Elle venait de trouver son arme pour faire face à son angoisse de mort. Dans un premier temps, peut-être. Qu'en est-il quand_elle a commencé à vouloir arrêter de fumer, cela faisait déjà 7 ans qu'elle avait commencé. Doucement, d'abord, plus ou moins régulièrement, selon les périodes et les occasions, dit-elle, elle avait eu tout à loisir d'observer la dépendance se mettre en place. Elle était alors au lycée et profitait des vacances scolaires pour acheter un morceau de haschich dont l'usage était encore récréatif et plutôt réservé à ces périodes exceptionnelles mais moins régulières. Gwen se souvient comme, à la fin d'une période de vacances, elle avait acheté encore un petit morceau, juste pour la semaine. Puis, suivi un autre, pour une autre semaine et, ainsi de suite, jusqu'aux vacances suivantes. Durant toute cette période scolaire, elle s'était dit, comme beaucoup d'individus confrontés à leur addiction, « *demain (lundi, la semaine prochaine, etc...) j'arrête.* » Elle passa donc les vacances suivantes dans cette optique de profiter avant d'arrêter, avec cette tendance au « *gavage* » qui peut précéder la fin d'une consommation, quelle qu'elle soit. Les vacances touchèrent à leur fin, mais pas les bouts de *shit* qui se succédaient. Là, fut l'addiction.

Gwen n'était plus dans un usage festif ou récréatif mais quotidien. Surtout : elle n'avait plus le « *choix* » : elle n'avait plus la main, elle ne contrôlait plus les choses. Beaucoup de gens qui consomment un produit qui peut être un objet d'addiction ont cette phrase, devenue presque symptomatique, « *je gère* », « *je maîtrise* ». Elle ne gérait plus : l'objet qui lui avait permis de reprendre le contrôle sur le réel était, à présent, source de perte de sa maîtrise.

On est tenté de se demander comment elle pouvait payer sa consommation. Gwen explique que son généreux petit-ami de l'époque, avec lequel elle resta pendant des années, avait des bons plans et que, combinés à son argent de poche, cela faisait le tour.

La question de subvenir à ses besoins cannabiques ne s'est finalement posée à elle en tant que tel qu'une fois à la fac. En

---

[3] Id. p. 51.

travaillant durant tout l'été, elle parvenait à se faire un budget mensuel qui couvrait ses frais auxquels elle ne voulait – ni ne pouvait – subvenir avec l'aide de ses parents. En troisième année, le couple se sépare. En parallèle, son père lui explique qu'à l'âge qu'elle a, il estime qu'elle est suffisamment grande pour faire comme les autres et se trouver un job d'étudiant pour combler la pension alimentaire qu'il ne lui versera bientôt plus, évidence à laquelle elle dit qu'elle ne pouvait se rendre. Qu'à cela ne tienne : elle s'est, de suite, trouvé un petit emploi, un week-end sur deux qui lui permit de maintenir son train de fumette. Voilà qui était réglé.

Toutefois, c'est à cette période qu'elle commence à vouloir arrêter de fumer, la nature contra phobique du cannabis ayant tourné avec le vent. Celui qui était venu apaiser ses angoisses de mort en la dissociant, était, avec le temps, devenu l'objet même de son angoisse de mort. Fumer tue. C'est écrit sur tous les paquets de tabac, et son esprit toujours obsessionnel ne la laissait que peu s'esquiver de cet état de fait. Gwen dit qu'en bonne hypocondriaque elle avait peur d'avoir un cancer de la gorge ou des poumons, sachant que ce dernier avait emporté deux membres de sa famille dont le plus récent remontait à 2 ans.

Pour autant, aux prises avec son addiction, elle allait se débattre encore 10 ans avec ce désir avant de trouver la force de l'exaucer. Et pourquoi ça ? Pourquoi cette jeune femme ne parvenait pas à s'en défaire ? « *Le cœur a ses raisons que la raison ne connaît pas* » disait Oscar Wilde, je dirai pour ma part que l'inconscient a ses raisons que la conscience ignore.

Nous l'avons vu plus haut, Gwen était une enfant envahie par l'angoisse de mort qui s'est trouvée activée par la séparation de ses parents et suractivée par la culpabilité d'avoir pensé que c'était « *chouette* » alors que sa mère allait particulièrement souffrir de cette situation. En recourant à l'usage du cannabis, elle trouvait un moyen d'apaiser ses angoisses qui pouvaient, le plus littéralement du monde, la rendre malade. Vomir de peur, arrivée à l'âge adulte, était compliqué dans son quotidien. Allez expliquer à vos amies de fac pourquoi vous voulez absolument rentrer dormir chez vous plutôt que finir la soirée avec eux ? Voilà avec quoi Gwen devait traiter : un besoin de repères et réassurance qui ne lui laissait que peu d'espace pour la découverte du vaste monde qui l'entourait. « Alors *que D.*

Anzieu évoque la *somatisation de certaines souffrances psychiques* », « *l'addiction peut-être envisagée comme une défense somato-psychique afin de l'éviter* »[4] nous rappelle R. Durastante. Voilà donc que le système défensif qu'elle avait créé face à sa souffrance devenait par ailleurs source de souffrance en retour.

Or l'on sait que le cannabis est lié à son enfance. D'ailleurs, Gwen explique que le goût qu'elle a trouvé au premier joint qu'elle a fumé était celui d'une nourriture. Cela sonne à son oreille dit-elle « *comme le chant des archaïsmes propres à l'enfance* ».

À l'époque, Gwen fume comme ses parents fument, comme ses grands-parents fument, comme sa sœur fume, comme toute sa famille fume. Et puis, elle fume du cannabis comme ses oncles. « *La seule manière de vivre ensemble c'est de rester collé les uns aux autres, - dans le co-éprouvé et le co-agir*, nous dit R. Durastante[5]. Cannabis et mère étaient donc associés l'un à l'autre. Cannabis et parents devrais-je dire car comme l'a souligné Gwen elle-même, les grands-parents étaient toujours mariés ; les oncles qui fumaient étaient donc chez leur mère, mais plus globalement chez leurs parents mariés.

Ce geste portait-il en lui l'espoir inconscient de retrouver le foyer parental et l'innocence qui lui manquait ? Gwen souleva la question lorsqu'elle rapporta un souvenir avec sa grand-mère. L'enfant qu'elle était alors était en proie à un malaise certain et pleurait. Sa grand-mère lui demanda donc ce qui se passait, ce qu'elle désirait. Gwen lui répondit « *je veux voir mes parents ensemble* », ce à quoi la femme lui rappela que cela n'était pas possible. La petite fille ne put expliquer à sa grand-mère l'émotion qu'elle n'aurait pu exprimer avec plus de justesse. Il ne s'agissait non pas pour elle que ses parents se remettent ensemble – sans doute se souvenait-elle trop bien des disputes qui avaient émaillé la fin de leur histoire – mais juste de les « *voir ensemble* », le plus littéralement. Gwen m'expliqua, alors, que pendant les deux ans qui suivirent leur divorce, ses parents avaient eu bien des difficultés à se retrouver dans la même pièce sans finir par hausser la voix.

Gwen était une enfant angoissée par la mort qui a vu sa mère venir la border et s'effondrer en larmes tant sa souffrance était grande.

[4] Id., p. 216.
[5] Id., p. 111.

Gwen lui demandait alors inquiète : « *Tu ne vas pas te suicider hein* ? ». C'est dire le désarroi qu'elle sentait et intégrait. Elle se rappelle, encore aujourd'hui, de la réponse qui lui avait été faite : « *jamais tant que j'aurai des enfants* ». Cela s'est trouvé dit et intériorisé jusqu'à l'âge adulte où, à son tour, désarmée par le processus de destruction de la mère, elle s'est rappelée de cette phrase : « *jamais tant que j'aurai des* enfants » : Gwen était à présent une adulte, et si sa mère souhaitait se suicider à petit feu, alors c'était son choix.

À cette compréhension, Gwen dit que correspondait, finalement, une séparation fondamentale qui n'avait pu opérer avant. En abandonnant l'idée de sauver sa mère de son mal-être, Gwen acceptait le risque que celui-ci la tue et, de fait, qu'elle soit séparée d'elle. C'était un point important dans son parcours psychique car elle avait souvent eu l'impression d'être un bébé-médicament. Elle m'expliquait que ses parents auraient pu se séparer avant sa naissance et qu'elle avait le sentiment de devoir maintenir sa mère en vie. Elle avait au fond d'elle l'impression d'être venue au monde pour ça. Difficile de suivre son individualité lorsqu'on est habité par cette idée. Dans cette perspective, R. Durastante souligne que « *Le comportement addictif est toujours l'indice qu'un sujet se retrouve dans une impasse : celle d'avoir besoin de s'individualiser, mais de ne pas pouvoir y parvenir car la dette contractée maintient un lien aliénant* ».[6] Et c'est bien de cette aliénation dont il est question quand Gwen disait qu'elle se sentait engluée, comme si, en elle, coulait un poison, une pulsion de mort qui n'était pas la sienne.

Cela a trouvé un point d'arrêt quand un jour Gwen a posé un acte important. Alors qu'un dimanche, elle s'inquiétait pour sa mère qui avait la tristesse facile des jours-là, elle fit la route jusque chez elle et la trouva alcoolisée. Chacune a sa souffrance, elles échangèrent.

Tant bien que mal et Gwen, qui suivait des études de soins, se mit dans une posture professionnelle pour questionner les points importants comme on venait de lui apprendre à le faire. Elle finit par demander à sa mère si elle pensait qu'elle avait besoin d'aide pour prendre soin d'elle. Quand cette dernière lui répondit que oui, alors elle sut quoi faire : elle lui expliqua que des professionnel.les étaient

[6] Id., p 109.

là pour ça et lui proposa de la faire hospitaliser. Sa mère finit par accepter la démarche et 20 ans après que Gwen fut hospitalisée par sa mère, elle lui rendit la pareille. Après 3 semaines passées dans l'unité psychiatrique dans laquelle Gwen avait fait son stage l'année précédente, sa mère en sortit entourée d'une équipe soignante prête à l'accompagner. Gwen explique que le chemin en résilience de sa mère ne s'est pas arrêté là, et que son rapport à l'alcool et au tabac demeure mortifère ; cependant, elle sut reprendre la main sur le déroulement de sa vie et trouver à être heureuse en réalisant certains de ses rêves.

Gwen dit que, quand elle est repartie de l'hôpital après avoir géré l'admission de sa mère, elle a eu le sentiment d'avoir fini son travail auprès d'elle. Elle l'avait accompagnée de son mieux pendant des années, avec bienveillance et malgré sa propre souffrance. Elle était désormais revenue à sa place de fille et non de soignante et allait être disponible pour elle-même.

Car, dans son lien fort avec sa mère, Gwen avait l'impression d'être porteuse de la pulsion de mort de sa mère. Il s'agissait pour elle de lui rendre ce qui ne lui appartenait pas en propre. Une fois chose faite, elle pouvait récupérer son investissement psychique et s'en servir pour elle et sa mère, traiter les questions douloureuses concernant son rapport avec sa propre mère qui n'était pas une femme aimante avec ses enfants, ce dont elle avait fait les frais.

L'histoire et la construction de Gwen sont marquées par son lien avec sa mère, teinté d'addiction. Sans qu'elle ne le sût, son père vivait lui-même des affres similaires. Il vivait depuis quelques années à l'autre bout du pays et l'appela un jour dont elle dit se souvenir encore.

Elle était en vacances chez une amie lorsqu'elle reçut un appel de son père. Calmement, méthodiquement, il lui dit qu'il sortait de chez le médecin et entrait le lendemain en cure de désintoxication pour cause d'alcoolisme. Voilà comment elle apprit que son père avait un problème avec la boisson. Alors, elle et sa sœur le soutinrent durant cette cure. L'entendre peiner à s'exprimer au téléphone à cause du traitement de sevrage était difficile mais, l'esprit toujours clair, il savait dire la démarche dont il faisait l'expérience. S'en suivit quelque temps plus tard, une seconde cure. Depuis, il ne boit plus. Sa difficulté à vivre cette expérience n'a fait que renforcer sa détermination à ne plus la revivre.

Le vécu de cet homme n'est pas le fruit du hasard non plus. Ainé d'une fratrie de 5 enfants, il a grandi dans un milieu modeste, avec un père absent. Ce dernier n'avait pas su être père car, m'expliquait Gwen, il avait, lui-même, été abandonné par ses parents à ses grands-parents. Sous couvert d'une santé fragile, nécessitant qu'il vive à la campagne, ils l'y avaient laissé sans venir lui rendre visite régulièrement. D'autres enfants avaient suivi et constitué une grande fratrie et il semble qu'il ait été le seul à vivre cette séparation. La grand-mère maternelle de Gwen lui avait raconté un jour que les parents de son grand-père étaient venus lui rendre visite avec un cartable neuf et avait voulu reprendre leur enfant. La grand-mère du petit garçon les avait vertement reçus et avait refusé : les parents sont repartis... remportant avec eux le cartable.

La grand-mère de Gwen a, donc, pour ainsi dire, élevé, seule, ses 5 enfants, en plus de ceux qu'elle a gardés. Cette femme était pleine d'amour et il est ressorti au cours du travail que nous avons effectué ensemble que Gwen voyait en elle la figure de la bonne mère. C'était une femme qui avait à cœur de protéger les enfants et Gwen a mieux compris pourquoi elle a appris qu'elle avait été violée par son beau-frère lorsqu'elle avait 16 ans. La belle jeune fille qu'elle était alors, s'est enrobée au fil des années allant jusqu'à l'obésité morbide.

De fait, à la table familiale, il y avait toujours un bon repas, bien riche. Et du Ricard. Et des cigarettes. Et du haschich. Et des enfants. Et de l'amour. Beaucoup d'amour dit Gwen.

Dans son histoire familiale, elle aussi avait été abandonnée à l'addiction, notamment, celle du jeu. En effet, elle était issue d'une famille qui, en son temps, avait été l'une des plus grandes familles de propriétaires terriens de la région. La posture avantageuse de la famille avait été perdue en même temps qu'une partie de cartes, à laquelle son oncle avait parié les biens du clan. Elle-même, bien que vivant modestement, était amatrice de jeux d'argent, de ces jeux de « *gratte-gratte* » qui faisaient rêver ses petits-enfants quand elles les envoyaient lui chercher des cigarettes et des jeux et qui l'avaient fait rêver, elle aussi.

Un jour qu'elle reprenait son histoire familiale avec son père, celui-ci se livra. Il raconta avec déception comme il y avait toujours de l'argent pour les cigarettes, le Ricard et les jeux, mais pas de quoi mettre un peu d'essence dans la voiture pour aller voir du paysage.

Chacun.e fait avec son histoire. Et nous savons aujourd'hui que chacun.e fait également avec l'histoire de l'Autre, de tous ces autres qui constituent la famille. L'aspect trans-générationnel des problématiques psychiques individuelles n'est plus à prouver et le cas de Gwen en est la parfaite illustration, tout comme le relève R. Durastante lorsqu'il nous dit que le moi psychique peut donc être conçu comme « (...) *un psychisme ouvert par vocation sur l'autre ; il est le moi non-moi, cette part de l'individu vouée à l'autre ; il est l'autre en nous* »[7] Nous voyons là le sujet aliéné à l'entité familiale, le fruit qui ne peut tomber – de près ou de loin – que de l'arbre qui l'a porté.

Elle fait partie d'une famille où règne le lien d'amour malgré la distance géographique et, parfois, le manque de contact entre ces membres. Toutefois, Gwen explique que chacun.e semble savoir qu'il peut compter sur les autres membres du clan. Il y a une forme d'unité qui leur est propre et l'addiction en fait partie.

Son grand-père a fumé toute sa vie, qu'il a finie sous assistance respiratoire et a bu beaucoup de Ricard. Sa grand-mère qui a vu son corps brisé, a développé un rapport à la nourriture bien au-delà des considérations nutritives.

Elle, aussi, a beaucoup fumé et fini sa vie sous oxygène. Il est rentré dans la légende familiale que ses deux grands-parents, qui fumaient la même marque de cigarettes, ne partageaient pas leurs paquets. Quand la mère de Gwen a dû déménager en vidant la maison, elle a retrouvé, au-dessus de l'armoire qui se trouvait dans la chambre que l'on laissait aux grands-parents lorsqu'ils venaient en visite, un paquet de leurs cigarettes.

Ses trois oncles ont tous fumé du cannabis le plus âgé des trois est décédé et avait gardé l'habitude de fumer « *un tcho pet* » ».

Le second l'avait précédé dans la mort d'une quinzaine d'années. Gwen le décrit comme un joyeux luron qui aura ensoleillé la vie de ceux qui l'ont connu. Il a commencé à fumer des joints, jeune, puis a consommé de l'héroïne. Ce n'est que quand elle a été en âge de fumer elle-même et donc de comprendre, qu'elle saisit qu'elle avait assisté à un *bad-trip* de son oncle, un jour qu'il était passé chez ses parents en sa présence. Tout blanc, il n'était pas bien. Ce n'est que quand elle

[7] Id. p. 194.

vécu ce qui peut-être un effet secondaire du cannabis que Gwen a compris et s'est étonnée qu'il soit venu se réfugier chez ses parents. Preuve s'il en fallait que les consommations ne se cachaient pas dans la famille. Sa compagne d'alors était prise dans les mêmes addictions. Marquée par un parcours familial défaillant, elle, aussi, avait recours à des outils pour pallier le réel. Son addiction était polymorphe, passant du haschich à l'héroïne, à l'alcool, au sport ou encore au médicament ; mais ne réduisant jamais à néant la beauté que cette femme contenait et qu'elle laissa au monde le jour où elle décida de mettre fin à ses souffrances, d'une façon permanente.

Le troisième et dernier oncle fume toujours, depuis plus de 20 ans maintenant.

Gwen s'est toujours sentie proche de cet oncle. Éducateur de formation, il l'a beaucoup accompagnée dans son adolescence. Dans cette famille où les choses se disent et ne se cachent pas, elle a pu compter sur sa bienveillance pour ne pas avoir à faire avec un discours désapprobateur mais éclairant, lui passant le message de faire attention et de rester vigilante. Pour autant, elle se rappelle le jour où elle a préparé un joint roulé à la va-vite devant sa grand-mère pour le déposer dans le cercueil de son oncle, il y a une quinzaine d'années, entourée des bras de son père. Elle a dit à l'oncle dont elle était proche que ce n'était pas du bon *shit* et qu'elle n'avait pu trouver que ça, dans la hâte de ne pas arriver les mains vides. Il lui avait répondu que l'autre allait gueuler. En se rendant avec lui au cimetière, elle s'est tournée vers lui en lui demandant : « *comment je fais pour arrêter maintenant* ? » Cette fois, il lui a semblé qu'elle lui avait posé une colle.

Et des colles, il en restera. La famille est unie. Tant dans l'amour que dans l'addiction : drogues douces, jeux d'argent, alcool et troubles alimentaires. Chacun.e a sa souffrance et aurait trouvé, plus ou moins temporairement, un outil pour l'affronter et vivre avec. Parce qu'il ne s'agit de rien moins que cela finalement dans l'addiction : survivre au réel qui nous déchire le cœur et l'âme. Consciemment ou non ; nous nous trouvons en tant qu'humain, à être l'objet de souffrances dont nous essayons de redevenir sujet, espérant exercer un certain contrôle sur ce qui nous dépasse. Et ce processus passe parfois par le recours à l'addiction. Quel que soit son objet, il vient solliciter les limites, du corps et de l'esprit, les faire bouger pour tâcher de retrouver un semblant de contrôle. Ainsi, on vient se remplir ou se vider, mobiliser des ressentis psychiques et corporels qui nous échappent le reste du temps. R. Durastante nous dit à ce propos que « *ce trop de vide et ce trop de plein nous évoquent une caractéristique de la problématique addictive, qu'il s'agisse de toxicomanie, d'alcoolo-dépendance, ou d'autres formes de dépendance aux substances* ».[8] C'est cet insupportable qui cherche – et parfois trouve – à être apaisé dans le recours addictif. C'est essayer de redevenir le capitaine de son bateau, entraîné par la houle de la vie.

C'est ce que Gwen a fini par réaliser ou presque, en arrêtant, finalement, de fumer, suite à une intervention chirurgicale.

Elle l'avait repoussé pendant plusieurs années, en attendant justement de ne plus être dépendante pour parvenir à gérer l'hospitalisation de quelques jours nécessaires au suivi postopératoire. Et puis un jour, elle avait lâcher-prise, à son plus grand étonnement : elle avait dit au chirurgien qui laissait tomber face à ses angoisses « *c'est bon, on y va* ». Rendez-vous fut pris 5 semaines plus tard, laissant Gwen observer le temps qui passait et la rapprochait inéluctablement de la fin de son addiction : il était entendu pour elle que cette opération signerait la fin d'une pratique qui ne lui correspondait plus. Elle m'a confié avoir un souvenir marquant de la veille de cette intervention où, au réveil, elle avait pris le joint tendu par son compagnon et lui avait dit en pleurant : « *je suis encore défoncée d'hier, je n'en veux pas et pourtant je n'arrive pas à le refuser* ». La quintessence de l'addiction qui vous dépasse et vous gouverne. Elle s'était donc jetée sur ce joint, comme elle allait se jeter dans le bloc opératoire. Le réveil fut difficile, car elle réagissait mal à un analgésique et en demandait plus. Cela rappelait son « *insatiable soif de pétard* » comme elle le disait. Le médecin avait fini par lui dire qu'il ne pouvait rien lui donner de plus et que c'était l'effet du sevrage qu'elle ressentait.

Elle se souvient d'une infirmière, venue contrôler sa température, qui, observant qu'elle était de 36 °C, lui dit que c'était parfait et à laquelle elle répondit : « *non, ça ne va pas, moi j'ai 43 à l'intérieur* », tout en entendant le « *ploc-ploc* » des gouttes de sueur tombant sur sa couette à une allure folle. C'était le sevrage. Elle s'était sentie comme

[8] Id. p. 207.

une *camée* en manque, bien que gardant à l'esprit qu'un ou une toxicomane en sevrage devait terriblement plus souffrir qu'elle. Pour autant, cette image et cette souffrance ont été de nouveaux outils pour elle, afin de ne pas refumer, pour ne pas avoir à retraverser cette étape difficile.

Elle est rentrée chez elle, seule, face à tout ce qu'elle aurait pu vouloir fumer, en arrêt de travail pour un mois. Mais, non, elle ne fuma plus jamais. Pas une bouffée. Parce qu'elle savait sa nature *addicte* : elle savait que jamais elle ne devrait se permettre une bouffée. Elle le disait d'ailleurs à ses ami.es : « *quel que soit le contexte, ne me laisse jamais fumer ne serait-ce qu'une bouffée* ». Parce qu'une bouffée n'existe pas pour elle, comme pour certain ou certaine un verre n'existe pas. Des années après, elle me confiait parfois le rêve qu'elle avait fumé et remis le compteur de sa réussite abstinente à zéro, que tout était à refaire. Mais dans le réel, aucun risque ne semblait poindre pour elle, car elle avait découvert qu'elle n'aimait pas être défoncée en ne l'étant plus. « *Il suffisait de le savoir* » m'a-t-elle dit un jour. Fallait-il encore qu'elle ait l'espace d'acquérir ce savoir. Or l'addiction aurait, selon R. Durastante :

« *(...) un caractère de prothèse psychique. L'addiction permet aux sensations de venir* en *lieu et place d'une activité de pensée qui mettrait le sujet en présence d'une possible angoisse d'effondrement (Winnicott, 1975), en lien avec un accroissement des excitations pulsionnelles dues à des traumatismes précoces réactivés par le pubertaire et le remaniement qu'il entraîne sur le plan identitaire* ».[9] Ainsi, comme elle avançait avec cette prothèse depuis bien longtemps, Gwen n'avait pu faire l'expérience d'avancer sans elle, ce que, finalement, elle pouvait réaliser une fois qu'elle s'en fut séparée.

Sortie de cette addiction, elle n'a pas vu se profiler son fantôme. Elle qui avait perdu beaucoup de poids en fumant pendant 17 ans, n'a pas été attentive à ce que ce changement de vie pourrait avoir comme conséquence négative sur son corps.

Elle ne s'est pas méfiée et a pris plus de 20 kg. Cela fut très dur pour elle, dont l'image du corps était le fruit de celle que lui avait inculquée la société. C'est dans la souffrance qu'elle prit conscience, photos à l'appui, de sa prise de poids et du fait qu'elle avait autrefois

---

[9] Id. p. 49-50.

atteint l'idéal après lequel elle courait désespérément. Elle en ressentit une culpabilité énorme, qui ne fit que nourrir son besoin d'apaisement que lui offrait le sucre : le chien se mordait à nouveau la queue et la souffrance reprenait ses droits. Elle avait eu une pause de 6 mois avant d'en reprendre pour des années à essayer de lutter avec son corps et ses pulsions. Luttant avec sa problématique limite, elle oscillait entre un laisser-aller auquel elle s'abandonnait et un contrôle excessif.

Elle alla consulter une diététicienne, mais le contrôle qu'exigeait la démarche ne fit qu'empirer ses troubles. Alors qu'elle n'avait strictement fait aucun écart le premier mois, elle n'avait perdu que 300 g : trop de pression lui dit la professionnelle qui l'envoya d'urgence à la pâtisserie pour apprendre à garder la notion de plaisir. Trois mois plus tard, elle n'avait perdu que 2,5 kg et l'impact du contrôle requis sur son rapport à la nourriture la convainquit de mettre fin à ce suivi ; plus néfaste que porteur pour elle. Plus tard, elle changea de mode alimentaire pour opter pour une alimentation de type cétogène. Il s'agit d'ôter les glucides au profit du gras. Pour elle qui avait grandi dans l'idée que ce qui est bon est gras et coulant, c'est parfait ! Elle perdit doucement un tiers du poids qu'elle avait pris et ce dernier se stabilisa, tout comme son désir de retrouver un jour « *son corps* », celui qui avait été le sien et était le reflet de ce qu'elle était à l'intérieur. Il faudrait bien qu'elle s'en sorte un jour disait-elle.

Son rapport biaisé à l'alimentation avait débuté à sa naissance même. Ainsi, elle avait grandi avec les récits épiques des difficultés rencontrées par ses parents pour la nourrir alors qu'elle était un nouveau-né. On lui a raconté que le désespoir les avait conduits à travailler en équipe de sorte que l'un trempant les fesses de l'enfant dans une bassine afin qu'elle ouvre la bouche, permettait au second de lui glisser une cuillère de bouillie dans la bouche. La situation étant devenue « *chaude* », le médecin de famille avait finalement conseillé au couple de changer l'enfant d'environnement. Du sud, elle avait été confiée à sa grand-mère maternelle vivant dans une région connue au climat océanique.

Alors qu'elle revenait sur cet épisode avec sa mère il y a quelques années, Gwen avait fini par lui demander si la situation « *chaude* » tenait au climat du sud ou à la santé, sa santé de nourrisson. Sa mère lui expliqua qu'il était bien question de sa santé et que la grand-mère n'avait jamais eu de difficulté à la nourrir. Ce récit ne fit que conforter

Gwen dans l'idée qu'elle avait été un bébé anorexique, ayant débarqué dans un environnement, à l'époque, qui ne devait pas être propice à son bien-être. Elle fut soulagée que sa mère puisse, elle-même, poser ces mots venant éclairer le réel : « *je pense que tu étais un bébé qui ne voulait* pas *vivre* ». R. Durastante souligne que « *l'addiction (...) aurait à voir avec une angoisse de mort, une agonie très ancienne que le sujet a déjà éprouvé* »[10]. Ce qui se trouve très justement illustré par les mots de sa mère ainsi que par l'évolution de son rapport à la nourriture.

Bébé qui ne mangeait pas, elle était ensuite devenue une enfant qui mangeait trop. Elle avait en tête ces mots entendus autour d'elle : « *Gwen quand elle était petite elle ne voulait pas manger, après elle a mangé mais maintenant il faut s'arrêter* ». Une petite phrase qui aurait pu se perdre dans un océan de paroles mais qui est restée gravée, cristallisant le symptôme. Durant l'adolescence, elle retrouva ses tendances anorexiques, cherchant à ce « *qu'on voit les os* ». Cela marquait un repère pour elle : signe de la minceur et donc de désirabilité pour cette enfant qui avait grandi dans l'idée que son père ne voulait pas d'elle, là on lui avait inculqué que la grosseur était un problème.

L'élément alimentaire revêt un aspect tout à fait spécifique au niveau trans-générationnel puisqu'au-delà du poids très important qu'avait pu atteindre sa grand-mère, cet enjeu autour de la nourriture semblait avoir transmigré au sein des membres de la famille. Ainsi, son père pouvait exprimer qu'en période d'encombrement psychique, il se levait la nuit pour manger, devenant par moment le visiteur nocturne du frigo, passant du poulet au yaourt Le lien donc entre psychisme et alimentation était donc le plus limpidement établi. Ce qui aurait pu être un exemple pour Gwen et la chance de lui servir de garde-fou car le partage d'expérience avait permis que lui soit transmise l'idée que c'était un engrenage dangereux dans lequel il ne fallait surtout pas mettre le doigt. De fait, bien que l'idée pouvait théoriquement lui traverser l'esprit, Gwen savait qu'elle ne devait jamais passer à l'acte, tout comme elle savait depuis toujours qu'elle ne devrait jamais goûter aux drogues dites dures au risque d'aimer ça et que sa nature addictive ne lui permette pas de s'en sortir.

---

[10] Id. p. 50.

Finalement, sa meilleure arme face à elle-même était l'expertise de son fonctionnement : elle savait que face à son manque de limite, certaines ne devraient jamais être dépassées.

D'autres membres de la famille paternelle témoignaient d'un rapport à la nourriture spécifique, chacun y allant de son effet *yo-yo* ou de sa surcharge pondérale plus ou moins importante.

Sa mère n'était pas en reste, non plus, ne se nourrissant que par obligation biologique, ayant longtemps perdu l'envie et l'accès au plaisir que pouvait représenter un bon repas. De fait, lorsqu'elles vivaient sous le même toit, mère et fille mangeaient souvent séparément, chacune faisant sa vie de son côté. Cela explique comment Gwen a pu se trouver alors qu'elle était au lycée, à se faire des nouilles chinoises tous les soirs pendant trois semaines, sans que ne lui soient rappelés les besoins nutritionnels du corps. Non pas que la mère ne le faisait pas, mais il arrivait qu'elle soit prise, elle-même, par son besoin de repos après des journées de travail difficiles, liées au harcèlement qu'elle subissait au travail, alors qu'elle devait déjà composer avec une dépression qui la touchait. Cela laissait donc tout loisir aux préférences alimentaires de Gwen de se teinter de son fonctionnement obsessionnel, ancrant ainsi ses mauvaises habitudes : du rapide uniquement.

Ce n'est qu'une fois en fac, confrontée aux comportements des autres, qu'elle finit par s'y ouvrir. Exit les pâtes qui ont été remplacées par les pommes de terre, puis par des légumes plus variés. En 10 ans, son alimentation s'était transformée. Son addiction au chocolat au lait, qui était connue de tous et qui la voyait passer des journées sans s'alimenter autrement qu'en ingurgitant le breuvage devenu magique – en cas de gastro-entérite, c'était son aliment médicament, assurée qu'il allait passer et être conservé – avait laissé place à une consommation, certes quotidienne, mais descendue en dessous du litre.

Bien sûr, rien n'était parfait, mais l'on ne pouvait se rendre qu'à l'évidence « du chemin avait été parcouru ! »

Tout comme Alice au pays des merveilles, le sujet *addict* consomme ce qui va changer ses limites pour s'adapter au réel qui ne convient pas. La fillette inventée par Lewis Carroll se trouve donc à manger un bout de gâteau pour rétrécir et passer à travers une petite porte « *comme elle désirait sortir de cette pièce sombre, pour aller se promener au milieu des parterres de fleurs aux couleurs éclatantes et des fraîches fontaines !* »[11]

Il ne s'agit de rien moins pour l'individu qui a besoin d'un recours extérieur, d'une aide pour accéder à ces parterres de fleurs évoqués par l'auteur du roman. Il s'agit bel et bien de sortir d'une pièce sombre : celle de l'angoisse inhérente au réel dans lequel il nous faut évoluer, tant bien que mal. Pour certain.es, l'usage d'un objet d'addiction constitue la possibilité de rejoindre cette fontaine à laquelle s'abreuver. Car, sans eau, nous mourons, nous sommes condamnés. Alors chacun.e doit trouver de quoi hydrater son corps – physique ou psychique – pour ne pas faner, inexorablement, telle une fleur asséchée de n'avoir pu se maintenir en vie. Car c'est de cela que viennent nous parler nos patients – et Gwen ici – ils viennent nous parler de leur désir de vivre, mais vivre comme ils le peuvent, au moment où ils sont et avec ce qu'ils ont dans leur sac. Parfois, ce sac contient une bouteille, une seringue, une cigarette, un joint ou un gâteau. Parfois, c'est ce qui leur permet de ne pas mourir face à la cruauté du réel, face à la cruauté de leur humanité ; de cette humanité qui peut torpiller de l'intérieur et faire exploser les plus grands esprits.

Nombre de ceux-là ont été tout aussi célèbres que leur addiction. Il en va de Rimbaud, Gainsbourg, Morrison et tant d'autres, anonymes. Ceux-là avaient leur art pour légitimer leur consommation, là où les autres, *lambdas*, ne bénéficient pas de l'héritage que les premiers ont laissé au monde pour que soit acceptable le prix qu'il leur aura coûté. Ces « *simples* » humains – si tant est qu'un humain puisse être perçu comme « *simple* » - n'ont pas droit au même regard social sur eux et leur addiction que les grands poètes. Ces simples humains font pourtant le même travail de survie que ces artistes, la gloire, en moins. Tous ces Hommes reconnus ou non par l'Histoire, font le jeu de la même Humanité : celle qui souffre de vivre, comme elle souffre à l'idée de mourir ; celle qui se bat pour évoluer dans ces méandres mortifères où Vie et Mort se conjuguent et se confondent. C'est de cette Humanité que Gwen, Spud et tant d'autres nous parlent, comme un manifeste pour la Vie, aussi humblement soit-il servi.

---

[11] L. Carroll, *Alice au pays des merveilles*, p.23, Folio junior.

Il est temps d'en finir avec la vision passéiste du drogué nécessairement cas social, condamné par sa condition. Aujourd'hui, les drogues et les usagers ont changé. Les parents qui ont les moyens mettent leurs enfants dans des établissements privés pour les protéger du haschich qui tourne dans le public sans avoir conscience que c'est la cocaïne qui trône dans les toilettes de ces écoles élitistes. L'usage de produits d'addiction n'est en rien réservé à une certaine frange de la population. Il n'y a pas que les « *cas sociaux* » ou les *« loups »* de Wall Street qui sont touchés : il y a les politiques, les instituteurs, les éducateurs, les psychiatres, les comptables et les professeurs, agrégés ou non. L'addiction concerne chacun, avec ses codes sociaux.

Aux plus pauvres, les inhalations de solvants, la bière ou les résidus comme le crack ; aux plus riches, la cocaïne de bonne qualité et les alcools, grands crus.

Tout comme les violences, l'addiction touche toutes les catégories socioprofessionnelles et il est nécessaire d'en avoir conscience pour penser cette problématique dans sa réalité : celle d'une Humanité dont la souffrance est inhérente à sa condition.

Aujourd'hui, Gwen porte la vie et a mis fin à son suivi. Elle semble vouloir passer à autre chose qu'à l'exploration sans fin de son histoire, individuelle et familiale. Elle aborde sa grossesse avec, comme toute femme enceinte, son lot d'angoisses et de questionnements. Mais elle rayonne de voir comme elle accueille cette surprise de la Vie, dans son corps, qui fut le lieu de tant de souffrances. S'est forcément posée à elle la question de la perte : accepter une grossesse et avoir un enfant, nécessite pour son esprit obsessionnel, d'accepter le négatif qui est inhérent à cette Vie : la crainte de sa Mort. Car cela fait partie du fonctionnement de son psychisme. Et elle a dû se rendre à cette évidence que de laisser cette vie se développer, c'est également prendre le risque de la voir s'éteindre. À présent, elle l'accueille à cœur ouvert, en gardant à l'esprit ce réel que « *le pire n'est pas sûr* » et qu'elle n'est « *à l'abri du meilleur* », dans l'acceptation – sans objet contra phobique – que vivre, c'est mourir un peu.

Bibliographie

Durastante, R. Adolescence et addictions, Ed. De Boeck

Carroll, L. Alice au pays des merveilles, Folio junior

CHAPITRE 3 :

Recueil de données. Autres anecdotes professionnelles

AURÉLIE RUBY-MONTEIL

Préambule

L'ensemble des situations évoquées par la suite a été partagé et vécu dans le cadre d'une relation de confiance. Elles concernent, majoritairement, des jeunes majeurs. Lorsque les prises de risques et les mises en danger ont été trop importantes ou concernaient des mineur (e)s, les liens ont été faits avec les instances mandatées.

Qui suis-je ?

« L'envol » Babylon Circus

Je suis impliquée depuis toujours auprès de divers réseaux associatifs et militants. Cet investissement s'est parfois transformé en engagement professionnel. Des approches d'intervention de l'éducation populaire en Maison de jeunes et de la Culture à celle de prévention spécialisée ; je dispose d'un parcours professionnel axé sur la multiplicité des outils éducatifs et pédagogiques à destination de la jeunesse. Cette approche est renouvelée par la diversité des lieux ou espaces « *travaillés* ».

En effet, depuis le début, je vais à leur rencontre dans leur lieu de vie, tout d'abord par le biais des spectacles de rue, de cirque, puis par l'intervention hors les murs d'un centre d'animation. Je conserve de ces expériences, l'envie de participer à un investissement nouveau du tissu urbain. Investir un espace alors qu'il est le bien de tous, le donner à voir différemment, respirer, partager un moment avec d'autres, les voisins, les jeunes, les familles, les amis... Échanger des émotions, faire bouger les repères, identifier les limites ; ces quelques actions sont une partie de mon quotidien.

Mes premières expériences professionnelles avaient trait au domaine de l'évènementiel, du spectacle vivant. J'ai occupé durant ces quelques années différents postes : de cadreuse, de la régie, de chargée de communication ou de projets en passant par les relations publiques. Mes employeurs étaient à l'époque des compagnies de théâtre de rue, un Pôle national des Arts du cirque, des associations culturelles, des lieux portés par l'éducation populaire.

Parallèlement, je découvrais la gestion associative, la conception d'évènements (Année du Brésil, Nuit Blanche) et l'organisation de projets à destination du public jeune. Je m'installais progressivement sur le 10e arrondissement de Paris, de lieu en lieu, je centrais finalement mon action sur les centres d'animations. De commissaire d'exposition à chargée de médiation jeunesse, la palette de mes fonctions fût large. Lors de cette activité professionnelle, une convention partenariale a été formalisée avec le « *Club de prévention* », travaillant sur ce territoire partagé.

De ce partenariat ont découlé des ateliers de rap réguliers et un concert de clôture mémorable mais, aussi, de petits coups de main spontanés des jeunes, des discussions sur les expos, des débats. Un jour est arrivée « *la situation* » : un jeune très actif, positivement, au sein de diverses propositions, avec lequel « les *éducateurs* » disaient que j'étais « *en relation* » me demande de le soutenir pour un conseil de discipline.

Ma fonction était dépassée, j'ai donc fait relais auprès de l'équipe éducative. Je me suis aussi décidée à changer de travail. Je voulais travailler en lien direct avec l'humain. À l'annonce de ma démission, les éducateurs me proposent de postuler pour leur association. Depuis septembre 2008, je travaille pour cette association de prévention spécialisée comme « *éducatrice de rue* ».

Quel est mon métier ?

« *Brûle* » Georgio

Ma fonction est aujourd'hui définie comme suit : « *Aller à la rencontre d'un public jeune en difficulté dans le milieu de vie, créer une relation de confiance, mettre en œuvre des projets individuels et collectifs et développer les partenariats nécessaires à l'évolution des jeunes, de leurs familles et de leur environnement* ».

J'exerce une fonction relationnelle. L'objectif de toute action en direction de la protection de l'enfance vise la restauration de la sécurité affective de l'enfant,

Plate-forme du développement individuel. En écho aux dires de P. Jeammet « le *travailleur social offre une potentialité de révéler les compétences des jeunes* ». Tout commence par la rencontre, dans « *l'aller-vers* » ou le « *laisser venir* ». Dénominateur commun aux actions, la création de la relation, la confiance qui se crée et se met à l'épreuve. La permanence de la présence, la continuité et cohérence des positions assure un va-et-vient, une rupture possible pour revenir.

J'assume une responsabilité éducative. L'évaluation individuelle ou collective est possible, seulement, après observation et adoption mutuelle. La spécificité de l'intervention en prévention spécialisée réside dans la temporalité qui n'est pas déterminée *a priori*.

Ce métier s'inscrit, aussi, dans une fonction de représentation et d'échange. Les éducateurs sont en contact direct avec leurs homologues des structures voisines. Les échanges entre professionnels et jeunes sont toujours, au préalable, discutés, les rencontres tripartites préparées et anticipées pour donner sens au lien social.

J'exerce donc le métier « *d'éducatrice de rue* » comme diraient les anciens auprès des 12-25 ans, en prévention spécialisée. Mais on n'éduque pas la rue ! Prévention spécialisée, en quoi ?

L'arrêté du 4 juillet 1972 insiste sur les attendus de l'approche en prévention spécialisée avec « *souplesse, proximité, réaction rapide et relative autonomie* ».

Il s'agit donc :

D'être dans la rue, aux côtés des jeunes, sur l'espace public, en bas des halls, dans les parcs, les city stades, aux sorties de collèges...

De partager du temps, des rencontres, des discussions...

De nourrir le lien, la relation, se découvrir, estimer la confiance

D'accompagner les joies comme les peines

Pour comme le disait une collègue : « *un ailleurs meilleur* ».

Quel est le cadre d'intervention ?

« *La mère des enfants perdus* » Keny Arkana

Depuis 1986, la Prévention spécialisée est inscrite dans le Code de l'action sociale et des familles comme mission sociale à l'enfance, dans le cadre de la Protection de l'Enfance, en même temps que cette compétence est dévolue aux départements. Son inscription dans la loi de 2002 en fait un des segments nécessaires de la pratique éducative et sociale mise en œuvre par les pouvoirs publics.

La prévention spécialisée repose sur trois principes fondamentaux inscrits dans les textes légaux de la protection de l'enfance. Ces trois principes définissent un cadre d'action éthique.

Le non mandat : l'ensemble des équipes éducatives de l'association agissent sur ce principe. Les personnes rencontrées ne sont pas désignées par une instance administrative ni par une instance judiciaire. En revanche, les organismes de tutelles attribuent un mandat géographique qui délimite le territoire d'intervention des équipes éducatives.

La libre adhésion : le jeune et l'éducateur sont libres réciproquement d'adhérer à la proposition relationnelle. Le jeune choisit aussi l'éducateur référent au sein d'une équipe éducative. J'interviens au sein d'équipes portées par la conviction qu'il ne peut y avoir d'intervention sans la mise à disposition d'une offre relationnelle. Cette relation d'aide n'existe qu'avec le consentement du public rencontré.

L'anonymat : les éducateurs de l'association ne disposent pas de dossier nominatif sur les jeunes rencontrés. Pour une partie du public, je découvre leur identité au cours d'incarcération ou, quoi qu'il en soit, dans le cadre d'accompagnement administratif. Pour d'autres, je ne les connais que par leur surnom.

Pour agir en référence à cette éthique, deux axes principaux sont développés dans l'aller vers :

L'approche globale et non-institutionnelle. Bien souvent les jeunes connaissent les personnes membres de ces équipes. Ils connaissent le nom dont se dotent les équipes. Cette approche est exprimée dans le projet associatif : « *en considérant la personne globale de chaque jeune, en créant les conditions de sa libre adhésion à l'offre relationnelle portée par l'équipe éducative, en respectant la confidentialité due à chaque personne, en sollicitant son accord pour toute démarche ou transmission d'information le concernant, les acteurs éducatifs intègrent le « respect du droit des usagers » dans la mise en œuvre de leurs démarches* ».

La posture est respectueuse de l'individu, l'accompagnement avance au rythme du jeune. Le lien de confiance permet la valorisation et l'engagement de l'individu.

Le partenariat : la prévention spécialisée nécessite de travailler le maillage partenarial et de rechercher des ressources pour la personne concernée. Depuis toutes ces années, je propose des connexions ou échanges de contacts entre les intervenants. Des partenariats institutionnels avec l'Aide sociale à l'Enfance (ASE) et les services techniques éducatifs en milieu ouvert aux partenariats opérationnels pour intégrer des dispositifs de soin, j'ai accepté ces propositions. Les interventions conjointes sont réfléchies en fonction des observations et évoluent en fonction des besoins perçus.

Dans la convention qui lie notre employeur aux financeurs, il est fait état d'une obligation de moyens. À savoir, la mise à disposition de salariés, comptabilisés en équivalent temps plein, assurée par l'employeur et la mise à disposition des ressources pour les rémunérer par les financeurs.

Notre métier et plus globalement notre secteur pâtissent d'un manque d'attractivité. Les conditions de travail sont dégradées ; les équipes éducatives en sous-effectifs usent les professionnels engagés, la disponibilité et les capacités d'adaptation permanente sont éprouvées. De plus, les moyens mis en œuvre apparaissent bien souvent minimes face aux problématiques et besoins d'hébergement, de protection, de soin des jeunes rencontrés. Les solutions rares, les « *bons contacts* » s'échangent entre professionnels de terrain.

Les diverses politiques publiques et de justice des mineurs ont précarisé le travail des professionnels.

Les dernières rencontres issues du Ségur de la santé sont encore un témoignage du manque de considération et de compréhension des dispositifs de prévention et des professionnels de la Protection de l'Enfance. Les jeunes, les partenaires, les familles reconnaissent le travail et l'implication des professionnels. Les pouvoirs publics visent le contrôle dans une exigence de données quantitatives. Les outils d'évaluation proposés par les pouvoirs publics sont éloignés des préoccupations éducatives.

Aujourd'hui, les foyers, les professionnels de la protection de l'enfance, de la santé craquent. De restrictions budgétaires en absorption pour mutualisation des moyens. Les appels à projets, les dispositifs de réorganisation exigent encore plus de flexibilité des professionnels et abîment les jeunes.

Qui sont ces jeunes ?

« Au clair de la rue » Benab

Jeunes majeurs à la scolarité chaotique, dans un rapport conflictuel à l'institution, testant l'autorité, habitant des quartiers, questionnant leurs identités et racines, ils s'accrochent ou se font rattraper par la réalité institutionnelle.

Les amendes ou condamnations, mises de côté pour plus tard, réapparaissent. Vécues en urgence car dissolues dans le temps, les premières démarches sont alors activées. Récupérer un dossier, prendre un rendez-vous, convenir de délais pour remettre des documents, sont des réalisations inscrites de manière cyclique dans l'accompagnement éducatif, auprès de ces jeunes.

Connues des forces de l'ordre, les deux parties entretiennent un rapport brutal. À la longue, ils ont tous des victimes au moins une fois, d'une bavure ou d'un abus, d'une violence policière. Ces postures professionnelles décrédibilisent l'image et la fonction de la mission de protection des populations.

Marqués dans leurs parcours de vie par l'administration pénitentiaire ou judiciaire, leurs vécus sont ponctués de l'intervention d'un juge des enfants à celle d'un juge d'instruction, en passant par un juge d'application des peines. De ces expériences, ils en mélangent les responsabilités, les rôles et fonctions des acteurs. Les arrestations, les gardes à vue des uns et des autres signent des situations d'urgence, d'inquiétude. L'empathie et la coopération sont réelles, certains obtiennent des visites au parloir avant les équipes éducatives. La famille, les amis sont les intermédiaires de la transmission de ces moments de crise.

Les dispositifs des missions locales et autres services d'insertion ne répondent que partiellement à leurs besoins. Bien souvent, ils commencent leurs carrières professionnelles en remboursant les sommes oubliées. De plus, les parcours exigent une disponibilité. Le versement des aides - non-instantané - ne correspond pas à solutionner leurs besoins en ressources immédiates.

Les besoins sont multiples. Certains sont en instabilité résidentielle permanente, en ne justifiant pas de la documentation nécessaire à une inscription dans une recherche de logement pérenne. D'autres profitent des connaissances et de la famille pour épargner. Lors de quelques occasions festives, ils flambent en casino, en vacances paradisiaques.

Ils sont jeunes, débutent, à peine majeurs, et sont tentés par l'impression d'argent facile. Leurs participations en sont épisodiques. Leurs confrontations avec les forces de l'ordre sont nombreuses. Le passage par la détention signe un arrêt provisoire pour certains. La majorité d'entre eux banalise. Leurs prises de risque sont calculées d'après eux.

Jeunes débrouillards, ils veulent assumer par eux-mêmes une partie de leurs dépenses. Ils sont peu consommateurs de l'aide sociale en général. Leur couverture mutuelle leur échappe dès qu'ils ne dépendent plus des parents.

Leurs activités parallèles les contraignent à s'inscrire dans un rythme de vie décalé dont ils peinent à s'extraire. Les perspectives de vie commune ouvrent parfois une solution d'arrêt.

Qu'est-ce qu'on entend par activité parallèle ?

« La vie qu'on mène » Ninho

L'intervention des professionnels en prévention spécialisée est couverte réglementairement par le secret professionnel. Elle est issue des principes de justice des mineurs et de la protection de l'enfance. De ce fait, elle repose sur la valeur que l'accompagnement éducatif a au regard du répressif.

Depuis de nombreuses années, les professionnels présents sur les quartiers sont les témoins des innovations et adaptations des jeunes. Des situations précaires de leurs familles, ils constatent les conditions du travail de leurs parents. Ils visent l'encouragement de certains employeurs au recours au travail non déclaré.

Leurs premières expériences professionnelles leur donnent souvent le sentiment d'exploitation. L'impression d'argent facile et immédiat est aussi prétexte pour justifier leurs prises de risques. Leur ancrage dans l'activité parallèle, le *deal*, la vente, est dans une visée éphémère. Ils participent à un moment, achètent, livrent, gardent. D'autres se servent de cette activité pour se fournir et pourvoir à leurs besoins de consommateurs.

Les services de livraison qu'ils mettent en œuvre répondent à des besoins identifiés. Ils disposent d'un carnet d'adresse et de procédure de contacts. Leurs actions leur paraissent anodines et peu impliquantes. S'il ne s'agit pas d'eux, d'autres les remplaceront. Autrefois, dénommées « *magouilles* », aujourd'hui, ces passages à l'acte sont sanctionnés plus rapidement.

Amateurs des bons plans, ils s'aventurent parfois dans les paris sportifs. Qu'il s'agisse de bagarres, de mécanique sauvage, voire de regroupements, l'occupation de l'espace public par les jeunes est aujourd'hui criminalisée.

L'ensemble de ces activités concourent à alimenter une économie souterraine dont ils ne profitent que rarement. Rattrapés par une fiche de recherche pour une audition où ils ne sont pas représentés... les sanctions judiciaires sont subies et définissent des perspectives d'insertion compliquées.

Les dérives sécuritaires mises en place dans le cadre du contexte sanitaire ont renforcé les moyens de contrôle pour les forces de l'ordre sur l'espace public. La simple notion de regroupement est un motif suffisant de verbalisation.

Quel état de la consommation de produits psycho actifs en France ?

« OCB » Billy Ze Kick et les gamins en folie

Au-delà de ma connaissance restreinte des seuls territoires sur lesquels je suis intervenue et des seuls usages singuliers des jeunes connus, les professionnels disposent de données actualisées régulièrement. Le dispositif « tendances récentes et nouvelles drogues » (TREND) de l'observatoire français des drogues et des toxicomanies (OFDT) assure, depuis 1999, une veille sur les phénomènes émergents et les évolutions dans le champ des drogues. Sans en faire une liste à la Prévert, voici quelques éléments qui m'apparaissent significatifs aux regards croisés d'expériences.

Alcool, tabac...

Si l'on entend la définition de l'OMS (organisation mondiale pour la santé), l'alcool et le tabac restent toujours les substances les plus consommées. Cinq millions de personnes sont inscrites dans une consommation d'alcool quotidienne et treize millions consomment quotidiennement du tabac. Ces données sont issues des fiches « *Drogues, chiffres clés* » éditées par l'OFDT. Ces consommations demeurent stables.

La cigarette est dotée aujourd'hui d'une influence moindre auprès des plus jeunes. Les adolescents consomment davantage du tabac à *chicha.* De nombreuses actions sont dirigées vers ce type d'usage. Lors des séjours, ce type d'usage est courant. Les professionnels disposent donc de conditions d'observations privilégiées. Beaucoup de jeunes banalisent la consommation de *chicha.*

Lors d'un séjour dans un camping en Camargue, en pleine canicule, nous avons encadré cette consommation. Le risque de départ de feu trop important, nécessité d'encourager les jeunes à réfléchir au nouvel environnement qui les entourait par la définition attendue d'un espace suffisamment « *safe* » pour consommer. Ces adolescents ont respecté les restrictions imposées tout en se restreignant d'eux-mêmes peu à peu.

Deux grandes enquêtes, menées tous les 4 ans depuis 25 ans en population adolescente, permettent une comparaison des usages de drogues à l'échelle internationale : l'enquête *Health Behaviour in school-aged children* (HBSC) sous l'égide de l'OMS et *l'european school survey project on alcohol ad other drugs* (ESPAD), menée avec le soutien de l'Observatoire européen des drogues et des toxicomanies (EMCDDA).

La première interroge les élèves âgés de 11, 13 et 15 ans, depuis 1994 en France. Elle vise à collecter des données sur la santé, le bien-être, le vécu scolaire et les comportements favorables ou préjudiciables à la santé des élèves, dont les usages de drogues.

La seconde conduite depuis 1999 en France se centre sur les comportements de consommation d'alcool, de tabac, de cannabis et des autres substances illicites à 16 ans.

Ces données fournissent aussi des indicateurs pour orienter le travail des professionnels. Ces repères méthodologiques définissent des indicateurs d'usage. L'alcool demeure la première substance psycho-active expérimentée par les adolescents européens. La France se démarque par des niveaux d'expérimentation de boissons alcoolisées nettement plus élevés à 11 et 13 ans. Si l'écart au niveau de l'expérimentation disparaît à 16 ans, les jeunes Français ont un usage au cours du mois (53 %) qui demeure, en revanche, parmi les plus élevés en Europe.

En effet, les adolescents ont tendance à banaliser ces consommations. Pour le tabac, ils expérimentent souvent dans un premier temps par la *chicha.* Pour l'alcool, leurs consommations sont associées à un contexte festif. D'autres groupes de jeunes présents sur l'espace public sont dans un usage quotidien, passé une certaine heure, ils déambulent avec leurs cannettes ou flash.

D'un point de vue général

Autrefois, dénommées douces ou dures, les professionnels usent aujourd'hui de la terminologie de produits *psycho-actifs.* L'OMS définit une substance psycho-active comme une substance qui, lorsqu'elle est ingérée ou administrée, altère les processus mentaux, comme les fonctions cognitives ou l'affect. Cette désignation, de même que son équivalent de psychotrope, sont les termes les plus neutres et descriptifs qui puissent s'appliquer à toute la catégorie des substances, licites ou non. Le terme « *psycho-actif* » n'implique pas forcément la dépendance ; il est souvent omis dans le langage courant, par exemple quand il fait référence à « *l'utilisation de drogues* » ou à « *l'abus de substances* ». La consommation de ces produits suit des modes, influe en fonction des groupes d'appartenance.

Il est établi que les différentes substances psycho-actives n'ont pas le même pouvoir *addictogène*.

Certains auteurs distinguent ainsi trois groupes de substances : l'héroïne (et les opiacés), la cocaïne, le tabac (en particulier la nicotine) et l'alcool dans un groupe à fort potentiel *addictif* : les psychostimulants (amphétamines et dérivés), les hallucinogènes et les benzodiazépines avec un potentiel *addictif* faible à moyen terme ; et le cannabis avec un potentiel *addictif* réel, mais plus faible en fréquence.

Les adolescents français se distinguent de leurs homologues européens

— par un repli du tabagisme à tous les âges

— par une expérimentation de boissons alcoolisées et de cannabis précoce, bien qu'en net recul

— par un usage d'alcool au cours du mois en baisse continue depuis bientôt 10 ans mais dont le niveau en 2019 reste supérieur à celui de 1999

— par des niveaux de consommation de cannabis qui restent parmi les plus élevés d'Europe en dépit d'une baisse conséquente ces dernières années.

Cannabis

Le cannabis est la substance illicite la plus communément expérimentée par les adolescents européens. En 2019, 23 % des jeunes Français de 16 ans déclaraient en avoir déjà consommé au cours de leur vie.

S'agissant du cannabis, les législations nationales apparaissent là aussi diverses selon les pays européens même si toutes reposent sur le principe de la prohibition. Les pays dont les niveaux d'usage de cannabis à 16 ans sont comparables et les plus élevés aujourd'hui (France, Italie, Tchéquie, Pays-Bas, Slovénie) disposent de législations relatives à l'usage du cannabis nuancées, s'agissant des sanctions possibles et de leur degré d'application soulignant l'absence de lien direct entre la sévérité de la loi à l'égard de l'usage et ses niveaux de consommation.

Les rappeurs américains investissent dans le phénomène de légalisation engagé dans certains états. Depuis 2015, *Snoop* est reconnu pour avoir été un visionnaire. En France, l'alternative a été tentée par le biais de CBD et dispose de fervents défenseurs. Des figures du rap sont ensuite citées en exemple par les jeunes.

Cocaïne, base et dérivés...

Les saisies réalisées en France par les forces de l'ordre en 2019 tendent à illustrer l'état de la consommation ; avec des niveaux élevés de confiscation de cocaïne (15, 7 tonnes) et d'héroïne (plus d'une tonne), tandis que les saisies d'herbe et de plants de cannabis atteignent avec près de 30 tonnes et 183 000 plants des quantités sans précédent.

Les usages d'une autre drogue illicite que le cannabis (cocaïne, crack, MDMA/*ectasy*, LSD et héroïne) restent limités en Europe à 16 ans. En France, 6,1 % des jeunes de cet âge déclarent en avoir déjà consommé au moins une fois, sans différence significative entre les sexes. Stable depuis 20 ans, ce niveau d'usage se situe légèrement au-dessus de la moyenne européenne (4,8 %). Dans la plupart des pays, l'ectasy /MDMA et la cocaïne-poudre sont les substances les plus fréquemment expérimentées.

Le développement des soirées « *warehouse* » se poursuit en 2019 dans les grandes métropoles. Ces fêtes légales et payantes, localisées dans d'anciens entrepôts industriels loués pour l'occasion et rassemblant plusieurs milliers de personnes, comprennent souvent un service de sécurité, un bar, une équipe de secouristes. Dans le même temps, leurs organisateurs s'inspirent et se réclament de la culture alternative, issue des *free* parties (programmation musicale pointue, temps long de la fête de minuit à midi, feu tenu secret, tolérance relative dans les pratiques de consommations).

Les jeunes adolescents et jeunes majeurs sont friands de ce type de soirées. Les invitations reçues par cooptation leur donnent l'impression d'être des privilégiés. Durant la première période de confinement, des jeunes filles *escorts* ont témoigné de la poursuite de ce type d'organisation.

L'adaptation au contexte pandémique

D'un point de vue global, les professionnels reconnaissent une aggravation des situations socio-sanitaires des usagers les plus précaires. Dans ce contexte, de nombreuses enquêtes ont été lancées, souvent dans l'urgence : en trois mois, la question des drogues et des addictions a donné lieu à une quinzaine d'initiatives d'études en France. Contrairement aux idées reçues, il n'y a pas eu d'augmentation significative de la vente d'alcool en France, en 2020.

D'une façon générale, plus la fréquence d'usage était élevée, moins le comportement d'usage a varié, l'inflexion des consommations étant le plus souvent associée aux consommateurs occasionnels.

Ainsi, la consommation solitaire, habituellement considérée comme un indicateur d'usage problématique de cannabis, qui concernait moins d'un usager sur dix avant le confinement, a augmenté, touchant pendant le confinement quatre usagers sur dix, et ce, quelle que soit la fréquence d'usage. De même, la première consommation de la journée a été avancée. Par rapport aux habitudes avant le confinement, l'horaire du premier joint est resté inchangé pour 41 % des usagers : 38 % ont déclaré avoir commencé à fumer plus tôt dans la journée pendant cette période.

En revanche, la consommation de médicaments psychotropes a, elle, très fortement augmenté.

L'ensemble de ces éléments ont été constatés sur les quartiers de pratique des équipes éducatives. Elles ont donné lieu à des initiatives, des adaptations inédites décrites par la suite.

De la street à uber shit

« lencli » Sofiane, Vald

Il y a encore quelques années, les lieux de *deals* étaient, de notoriété publique, équipés d'un système de guetteur et des petites mains qui « *tenaient* » le hall, la place... Peu à peu, ces jeunes ont été moins présents. Ils se sont adaptés pour être moins exposés.

« *Le four* » est la dénomination utilisée pour identifier les lieux de conditionnement de divers produits psycho-actifs. Connu des consommateurs, des forces de l'ordre ; leurs actions visent leur démantèlement. Dernièrement, lors de la perquisition « *d'un four* », de nombreux congélateurs et frigos ont été évacués.

L'évolution et l'adaptation du trafic font qu'aujourd'hui il s'agit principalement des seuls endroits où sont encore présents des guetteurs. Ces derniers ne sont majoritairement pas résidents des quartiers qu'ils occupent. Les organisateurs minimisent ainsi le risque d'interaction avec les familles ou les voisins. Les nourrices sont déjà identifiées et bien souvent soumises et isolées.

L'ultra-libéralisation du travail encouragée par le statut d'auto-entrepreneur a parlé aux jeunes. Dans les premiers temps, ils y ont vu le moyen de « *légitimer* » une partie de leurs ressources et de leurs activités parallèles. Par la suite, peu enclins à s'inscrire dans des démarches administratives régulières : l'équipe accompagnera nombre de clôtures d'activité.

La stratégie commerciale est appliquée au trafic. Dans les profils des jeunes rencontrés, un trait commun apparaît souvent : ce sont les premiers pas dans des filières professionnelles à vocation commerciale. De leurs rares souvenirs de leurs vies lycéennes, ils retiennent le démarchage client et la stratégie commerciale.

À ce jour, il est question de « *puces* ». Ces *puces* circulent sur les téléphones jetables. Bien souvent, la puce téléphonique a plus de valeur que l'appareil utilisé pour passer des appels. Ces répertoires clients constitués des coordonnées téléphoniques disposent de spécificités. A partir d'un certain capital investi, tout acquéreur, disposera d'un certain nombre de coordonnées pour organiser son activité et en espérer une rentabilité.

J'ai connu un jeune qui a participé pour un de ces « *potes* » à la création « *d'une puce* ». De par ses goûts, hors des sentiers banalisés de la cité, ses connaissances le portaient vers le milieu électro, du 8e, ce qui lui a permis de rembourser des dettes contractées comme consommateur. En effet, à l'issue d'un contrôle, il s'est fait saisir une certaine quantité de produits. Ne disposant pas des ressources pécuniaires suffisantes, il a trouvé ce compromis pour rembourser ses dettes. Il a donc fait du démarchage de prospects, élargissant ainsi le public ; pour fournir un répertoire de nouveaux clients potentiels.

Les *puces* ont une valeur et nécessitent de fournir une logistique pour les activer. Disposer des appareils, des recharges, du personnel fiable pour la livraison ; assurer une procédure, sécuriser les transactions, fournir sont des stratégies développées pour exploiter la rentabilité d'une *puce*.

Un jeune me témoignera un jour préférer avaler une *puce* que de se la faire saisir ou de devoir demander par la suite l'accès à la levée des scellées. En effet, à l'issue des enquêtes et des jugements, les affaires saisies peuvent dans certains cas être récupérées. Rares sont les jeunes qui entament cette démarche, en revanche, ils connaissent bien cet aspect du code de procédure pénale. En cas d'erreur ou d'intervention des forces de l'ordre, la personne égarant une *puce* devra par la suite proposer un dédommagement au propriétaire.

Ils savent s'adapter aux actualités. Lors des manifestations étudiantes et occupations des universités, ils ont proposé leurs services pour mettre à disposition leurs produits. Un titre de presse le remarquera dans son édition reportage.

Les premiers contacts avec les dérivés médicamenteux ont souvent lieu dans le contexte familial ou par l'intermédiaire de proches sous traitement. Les jeunes présents dans l'espace public sont aussi les seuls à être en contact quotidien avec les personnes marginales des quartiers. De mes expériences à Paris, je constate la récurrence du proche, voisin, sous traitement contre la dépression, qui propose, lors d'un coup de mou, d'essayer... une fois comme ça. Puis, les consommations deviennent hebdomadaires associées à d'autres produits...

Ce jeune dont je parlais précédemment, me laisse un message à 5 du matin sur mon téléphone, pour me témoigner qu'il était dans la rue, qu'il rentrait chez lui, mais qu'il avait du mal à avancer car il avait l'impression d'être sur un escalator plat. Le lendemain, je le croise en fin de matinée, il est livide, blême. Nous irons nous isoler dans un parc où il racontera ses mélanges entre *xanax*, alcool, *shit*... : aux frais de ce proche sous traitement qui s'auto-médicalise et qui partage.

Il apparaît nécessaire de faire référence à d'autres pratiques de groupes minoritaires qui tendent à se développer.

Dans le milieu festif libertin se développent les soirées *Chem Sex*, pratiques d'usages de produits en contexte sexuel. Il est donc question de consommation de produits chimiques tels que le 100, *la métamphétamine*, 3MCC et de plaisirs... en 2019, l'enquête Apaches propose des éclairages favorisant l'élaboration de messages de prévention et de réduction des risques à destination des personnes impliquées dans le *Chem Sex* ainsi que des préconisations utiles aux intervenants qui interviennent auprès des *chemsexers* en difficultés.

Les 2 jeunes majeurs rencontrés au cours de mon expérience professionnelle, confrontés à ce type de pratiques l'ont été dans le cadre de leur activité « d'*escort* ». De cette expérience occasionnelle, ils expriment une incompréhension quant à l'impunité dans laquelle ces soirées collectives se déroulent.

Le second groupe minoritaire est constitué de personnes se rassemblant autour de pratiques rituelles, initiatiques ou en lien avec une dynamique survivaliste. Les produits sont donc consommés dans un cadre programmé. Dans une recherche de retour aux produits naturels et ancestraux, les organisateurs encadrent des tests de produits type *ayajuasca*. Il s'agira donc de régler une session de stage, bien souvent un déplacement est compris.

Des jeunes nous ont fait part de soirées de cet ordre, organisées à quelques heures de Paris. Leur participation leur permettait de faire avancer leurs demandes administratives selon leurs dires. Il leur était, ainsi, proposé de participer à ces week-ends en contrepartie de services rendus sur place.

Les jeunes que j'ai rencontrés reconnaissent une classification des trafics en fonction des produits. Leurs choix et avis sont, aussi, en référence aux produits des clients. Il m'est déjà arrivé d'assister à un retour client sur produit en direct. Pour certains, les consommateurs de *crack* attirent plus de désagréments sur l'espace public et donc de risque de se faire contrôler ou d'ameuter les regards. Un *dealer* de cocaïne aura plus de chance de se faire « *chopper* » selon eux.

Depuis quelques années, maintenant, le protoxyde d'azote, ballon, est de retour sur les quartiers. Consommé, essentiellement, par des jeunes majeurs, il est associé à l'alcool voire au cannabis. Il apparaît légal, facile à obtenir. Certains via les cartes des centrales d'achats de la restauration les obtiennent à moindre coût. Son usage dans le cadre médical, fait apparaître cette pratique comme sans risque et légale.

Consommateurs et acteurs de trafics

« *Petite conne* » Renaud

Les consommateurs impliqués ont, parfois, recours au *deal* pour se fournir. Malheureusement, ce sont bien souvent ceux qui « *prennent cher* » tant au niveau des sanctions que des répercussions sociales et affectives. Ils sont des pions, des petites mains temporaires et remplaçables. De fait, leurs egos et autres interactions sociales en sont impactés.

Dans nombre de leurs témoignages de leurs activités, ils dissocient l'argent propre, « *béni, qui porte chance* » et l'argent « *sale, qui attire le mauvais œil* ». L'un d'entre eux, inscrit épisodiquement dans le deal, avait tenté d'obtenir son permis de conduire mais sans succès selon lui car financé par de l'argent dit « *sale* ». Il participera à nos côtés à un chantier éducatif. Son argent, argent « *propre* », lui a assuré la réussite selon ses dires.

Les références au mythe des grands narcotrafiquants ponctuent aussi généralement les échanges. De Pablo Escobar, le plus riche de l'histoire, et en occultant la violence mise en œuvre pour réaliser son système, ils retiennent les actions à la Robin des bois en redistribuant aux pauvres. Prises dans l'actualité, leurs postures et mimiques évoluent au gré de nouvelles figures de gangsters des dernières séries des plateformes (*Narcos, Peaky Blinders* ...)

La figure du trafiquant a évolué, l'adolescence émerge avec la découverte de *Scarface, al Capone*, les modes de corruption. Puis, ils se l'approprient, s'en inspirent dans la mise en place de leurs microsystèmes. En référence aux modes organisationnelles qu'ils pourraient pratiquer, ils s'organisent des banquets de grands ducs chez des chefs de renom.

Certains jeux vidéo ont, aussi, servi la glorification du gangster. Les modes opératoires ou de jeux visent le développement de son cartel, de ses activités parallèles. Dans leurs positions de consommateurs, ils demandent la légalisation. Les dealers plaident pour la dépénalisation voire la légalisation.

La majorité des jeunes rencontrés ne représentent que des « *petites mains* ». Leurs dénominations sur les réseaux sociaux sont parfois clairement explicites. Leurs évocations au « *bendo* », au quartier, leurs consommations sont affichées épisodiquement sur les réseaux sociaux. De notre place, on rappelle régulièrement les questions de propriétés des images qu'ils acceptent de partager et auxquelles ils donnent accès. Ils offrent à voir leurs prises de risque.

Dans leurs propos reviennent régulièrement des avis issus des théories du complot de systèmes couverts, cachés. Réfractaires au politique ; certaines de leurs positions sont inspirées d'idéaux sécuritaires. Au quotidien, il est donc question de proposer des actions de sensibilisation. L'inscription dans d'autres contextes sociaux les confronte à envisager d'autres modes d'interactions et de fonctions. Leur faire prendre en compte l'importance pour eux de participer au processus démocratique qui est un droit d'imprimer leurs choix et positions.

En 2018, près de 34 000 mineurs ont fait l'objet d'une décision de justice pour des infractions liées aux stupéfiants. Elles sont 9/10, le fait de garçons et 7/10 de jeunes de 16 et 17 ans (51 % : 17 000 mineurs) dont l'affaire a été jugée ou classée en matière de stupéfiants, qui ont été présentés à la justice pour un usage illicite de stupéfiants et 42 % (4 200 mineurs) pour trafic de stupéfiants (Info-stat justice 2018).

N. toujours là !

Après 2 ans de présence sur le quartier, je rencontre par l'intermédiaire d'un collègue, ce jeune, tout juste majeur, connu de la plupart des équipes éducatives installées sur le territoire. Tout en résidant chez sa mère, il est en errance sur l'ensemble de l'arrondissement. Le décès de son père, il y a quelques années lui confère la position « *d'homme* » de la maison. Le processus de deuil est en cours.

Il est volontaire, drôle, curieux, attachant. Il se décrit comme un hyperactif, il a un rôle de pacificateur dans le groupe de pairs. Il aide spontanément les personnes âgées pour porter leurs courses, leur ouvrir la porte...

Très présent sur l'espace public, il fait partie de ces jeunes qui ont un rapport conflictuel et distancié à l'institution. Reconnu de l'ensemble des riverains, certains le valorisent ou le taquinent, d'autres sont plus sévères. Très volubile, sa présence dans la rue, se fait entendre et donne à voir son attitude, ses gestes amples. Amateur de textes, il s'essaie parfois à des *free* styles remarquables. Il consomme pour être en esprit et, par manque de moyens financiers, il participe à l'activité.

Après notre rencontre, le lien s'est construit, d'abord, dans la rue, en bas de son immeuble. Il a éprouvé et éprouve encore ma patience. Le temps que j'ai passé à l'attendre en bas de chez lui, a servi aussi à ma reconnaissance dans cet ensemble urbain par les jeunes et les familles. J'étais l'éducatrice qui attendait N. Ses amis ou voisins me témoignaient de son arrivée prochaine.

Finalement, il acceptera de participer tout d'abord à une première session de chantiers éducatifs. Mon équipe éducative s'était positionnée en début d'année sur la réalisation d'un débarras de caves dans la perspective d'une rénovation urbaine. 6 jeunes étaient pressentis. Des réunions préparatoires de coordination de l'ensemble des intervenants avaient eu lieu. L'amicale des locataires, très active, avait sensibilisé les habitants à la démarche.

Après moult péripéties, l'apprenti et moi-même, nous trouvons à devoir encadrer la réalisation de cette action. Le premier jour, les 6 jeunes sont présents, installent les barnums, tables et autres nécessaires pour les intervenants.

Le groupe apparaît massif aux yeux des habitants, 6 gros bras, habitués à stagner aux abords de la résidence. La première journée, quelques personnes viennent solliciter leurs services pour descendre des objets ou vider leurs caves. Malgré quelques sollicitations, les demandes sont peu nombreuses.

Sur les conseils du président de l'amicale des locataires et, après concertation avec les jeunes, nous décidons d'aller faire du porte-à-porte pour informer les résidents de l'aide dont ils peuvent bénéficier pour l'occasion ou pour une projection sur les prochaines dates.

Leurs réputations les précédaient et les desservaient pour ce type de mission de relations publiques. J'étais présente, à leurs côtés : lorsqu'ils sonnent à la porte, on entend des pas qui se rapprochent, puis un œil de bœuf ou une porte qui s'en trouve et, surtout, des pas en sens inverse, sans un mot.

Face à ces conditions, nous avons repensé leurs présences. D'une canicule à l'orage, les conditions climatiques chaotiques ont rajouté un élément de difficulté. Un autre axe à gérer était celui des longs moments d'attente sans sollicitation des habitants pour conserver la mobilisation des jeunes.

Lors de cette session, je ne cessai de leur rappeler les conditions exceptionnelles de ce type de chantier. Habituellement, sur un chantier éducatif, c'est 7 h de travail manuel appliqué (peintures, déménagement, débarras...).

Dynamique et plein d'entrain, N semblait en demande de renouveler l'expérience sur un chantier plus long. L'équipe plaida cette perspective dès le début d'été par un chantier long d'un mois.

Lors de ce chantier les premières exigences étaient de différer au maximum la consommation du premier « *pétard* ». Les repas partagés du midi autour d'une table en extérieur sur la place publique étaient, aussi, l'occasion d'échanges avec les autres jeunes qui venaient saluer.

Les discussions étaient liées aux actualités des quartiers, mais aussi aux dernières tendances et nouveautés plébiscitées des réseaux sociaux. C'est, ainsi, qu'un midi, l'un de ses proches nous interroge sur notre connaissance des *keaners*. Pour ma part, je suis dans un premier temps sceptique face au conditionnement et à l'apparence du produit qu'il nous présente. Après échange auprès de professionnels du champ de l'addiction, ces sprays seraient, pour certains, efficaces.

N. est impliqué dans la réalisation du chantier tout en maintenant une attitude désinvolte par moment. Ses retards chroniques sont discutés et mis en parallèle avec son rythme de sommeil. Les échanges sont nombreux, les répétitions aussi.

Après cette expérience, l'éducateur technique lui proposera quelques jours d'intervention à ses côtés pour des éléments de menuiserie. L'une des réalisations a eu lieu au sein de l'association pour les locaux de l'auto-école jeunes. Depuis notre rencontre, nous échangeons sur la possibilité qu'il s'inscrive à l'auto-école pour son permis. Lors de cette mission, il a rencontré l'enseignante technique mais, à ce jour, son inscription n'est toujours pas valide. En revanche, il continue de transmettre les coordonnées de l'auto-école à ses amis.

Après cette longue période de chantiers, les vacances estivales assurent une pause bienvenue et une prise de distance nécessaire.

À la rentrée, il a vieilli, ne dispose pas de couverture sociale à jour et rencontre quelques besoins de soins médicaux. L'équipe avancera la réalisation de diverses analyses et l'accompagnera dans son parcours de soins ainsi que dans la mise à jour de ses droits.

Il disparaîtra par la suite quelques semaines pour aller aider un cousin dans le nord de la France. Il en retiendra de nouvelles méthodes d'adaptation au trafic. À son retour, il envisagera dans un premier temps une formation d'animateur. Puis, l'équipe le préparera et le soutiendra sur sa candidature pour un poste de préparateur de commandes.

Beaucoup de pistes, de propositions d'accompagnement ajustées ont été mises en œuvre. Notre référente mission locale est venue à la rencontre de N. sur un chantier. S'en sont suivis des échanges réguliers sur les diverses séries du moment. Durant le premier confinement, je tenterais de réaliser son inscription à pôle emploi par visioconférence. Depuis peu, la collègue est soutenue par un nouveau venu.

Ce dernier a rencontré N. Il vient régulièrement aux rendez-vous depuis quelques mois, la confiance et la connaissance partagées tendent à lui insuffler une nouvelle dynamique.

Au cours d'un week-end, je suis prévenue par ses amis qu'il a été arrêté et qu'il est en garde à vue. Dès le début de semaine, je tente d'avoir des informations pour le croiser, finalement, en fin de journée.

En présence de l'équipe, il évoquera simplement comme à son habitude le dernier manga, le dernier épisode visionné... puis naturellement, il s'extraira du groupe pour venir vers moi et m'inviter à faire quelques pas.

Je débute par :

— « *Alors, il s'est passé quoi ce week-end ? J'ai vu des images, il semble que la police était très présente sur le quartier ?*

— *Ouéh, bref, tu sais, je me suis fait chopper bêtement...*

— *C'est-à-dire ?*

— *Ils m'ont contrôlé dans un premier temps pour non-respect du couvre-feu*

— *Et ?*

— *Et j'avais besoin d'argent, donc j'avais été voir un cousin et y'a eu perquis' !*

— *Comment ta mère a réagi à la perquisition ?*

— *Elle a baissé les yeux et dit qu'elle s'en doutait.* »

Tout au long de cet échange, il me parle de son arrestation, de sa garde à vue et de l'état des produits saisis comme s'il était extérieur à la situation.

N. fait partie de ces jeunes qui ont été verbalisés à de multiples reprises lors du premier confinement pour non-respect du couvre-feu, pour défaut d'attestation.

Lors du premier chantier long, il nous remettra un courrier d'huissier concernant les dommages et réparations pour des faits commis mineurs. Après l'avoir aidé à rédiger une réponse, il n'évoquera plus jusqu'à ce jour ce sujet.

À notre reprise sur les quartiers, les équipes éducatives ont soutenu les contestations pour les jeunes qui ont été victimes de contrôles abusifs (verbalisation à distance ou pour appartenance connue à un groupe).

N. sait que nous avons fait ces démarches pour certains de ses amis mais, pour autant, il ne nous a jamais sollicité lui-même.

Dernièrement, après de nouveaux courriers d'huissier ou d'avis de saisie à tiers détenteurs, il nous sollicite pour mettre en place un dossier d'échelonnement. Pour lui transmettre les coordonnées du centre où se rendre pour obtenir ce document, j'utilise les réseaux sociaux. En remontant dans l'historique de nos conversations, je m'aperçois que ces données lui avaient déjà été transmises en août 2019.

Pour en revenir à sa dernière garde à vue, ce qu'il en retient, c'est la découverte du dispositif de reconnaissance de culpabilité. Pour lui, la peine lui convient parfaitement : 18 mois de sursis et 5 ans de mise à l'épreuve. Je l'interroge pour savoir s'il en mesure et comprend réellement le sens. Il me confirme qu'il a compris mais surtout qu'il a évité l'injonction de soin car il avait été juste considéré comme un consommateur.

Depuis tout ce temps, je n'ai jamais réalisé de note sociale ou autre communication à destination d'une institution ou d'un magistrat pour ce jeune. Je reste à ses côtés, ramène de la mémoire et de l'approche globale dans ses perspectives d'insertion.

Dernièrement, il m'invitera à rencontrer son nouveau référent mission locale. Arrivé au rendez-vous, il relèvera le fait qu'auparavant, je lui aurais envoyé un message le matin même et que je ne l'ai pas fait aujourd'hui.

Cet entretien, après une partie plus formelle, se poursuivra sur le pas de porte. Lors de ce temps, il recevra un appel pour une session de recrutement le lundi suivant. Il arrivera à mobiliser 3 professionnels de la mission locale sur la journée pour le préparer à cet entretien.

Le jour de l'entretien, il m'appellera 10 minutes avant l'heure de son entretien pour me dire qu'il sera en retard...

Quel accompagnement des jeunes ?

« *Si c'était à refaire* » Kery James

Première déception à la lecture de ces quelques lignes pour les familles ; je n'exerce pas mon activité avec pour but de stopper le trafic. Pour les jeunes avec lesquels je suis en lien, mon approche vise, dans un premier temps, leur sécurité personnelle. Nombre d'entre eux sont, encore, régulièrement, victimes de violences policières, connus, reconnus des forces de l'ordre, surtout de certains services. Il n'est pas question de faire pleurer les « c*haumières* », chercher des excuses ni minimiser certaines de leurs prises de risque mais, pour beaucoup, leur structuration a été marquée par un recours au placement, des cellules familiales complexes et déstructurées à une forme de violence structurelle banalisée.

Au quotidien, il est nécessaire d'adopter une attitude de non-jugement. L'histoire et la structuration de la France nous ont démontré que les dénonciations et mises au banc peuvent varier et sont soumises aux influences politiques non forcément morales.

Dans l'approche en prévention spécialisée, l'ensemble des professionnels se rejoignent pour dire que le temps passé côte à côté sert à construire un lien, une relation. C'est après de longs échanges autour de la météo, du quotidien, d'une découverte mutuelle que peut, enfin, se définir un accompagnement éducatif. Les profils des jeunes rencontrés dans l'espace public sont en écho avec l'actualité géopolitique mondiale.

Les suites des révoltes du Printemps arabe ont impacté directement la pratique éducative. En effet, de nombreux jeunes ont fui leur pays avec l'espoir de tenter un avenir meilleur. À cette époque, j'intervenais sur le territoire des gares du nord-est parisien

Les tags *« ZZ »* fleurissaient sur les contreforts des murs alentour identifiant ainsi leur provenance. Les jeunes venaient majoritairement de *Zarzis*, station balnéaire tunisienne autrefois fortement plébiscitée par les touristes. Ils nous racontaient le fonctionnement des clubs et autres structures hôtelières pour lesquels ils assuraient des missions allant de l'animation à l'entretien...

Arrivés en France, certains bénéficiaient de relais auprès de membres de la famille installée depuis longtemps. D'autres s'entassaient dans les permanences d'accueil de la PAOMIE en espérant une prise en charge et une reconnaissance de leur minorité. Parmi ces jeunes, l'un d'entre eux se démarquait. Sa petite taille, son attitude enjouée attiraient les regards. Rapidement, les jeunes majeurs de la gare le prirent sous leurs ailes. Habitué au contact des travailleurs sociaux, il avait été pris en charge par l'ASE mais, de son propre aveu, n'avait pas adhéré à la mesure. Il préférait rester auprès d'un proche parent lui assurant ainsi un sentiment de liberté. Après quelques rendez-vous et accompagnements destinés à l'inscrire dans une scolarité, il commence à évoquer son activité sur la gare pour subvenir à ses besoins, il lui était nécessaire d'avoir recours à ce que dans notre jargon, on dénomme « *économie parallèle* ».

Depuis quelques mois, je le voyais évoluer entre les groupes présents quotidiennement à la gare. Il était toujours en activité et ne disposait pas, selon ses dires, de temps pour prendre un café ou se poser. Suite à une interpellation, s'en est suivi un placement en garde à vue avant d'obtenir une décision de justice et la mise en place d'un accompagnement PJJ. Consciente de sa désertion soudaine de l'espace public, j'essayais de le contacter sans réponse, j'échangeais avec les plus âgés dans l'idée de réussir à le localiser. À l'issue de sa GAV, il réapparaît sur le parvis blessé à la main, sans ses lacets, portant les mêmes vêtements que la semaine passée et les traits tirés. Ses premières paroles furent pour me dire qu'il avait prévenu son établissement scolaire prétextant une blessure maladroite en ouvrant une boîte de conserve pour justifier de son absence. Visiblement diminué, il semblait disponible à cet instant pour un échange en face à face. Nous nous sommes alors éloignés et mis à l'écart.

Lors de cette discussion, nous avons évoqué, ensemble, sa manière de procéder. Il avait recours à un fournisseur par le biais de « *Chrome* ». À savoir : il disposait d'un délai pour écouler la marchandise qui lui avait été confiée et rembourser ce dernier. J'oriente alors cet échange sur les idées de coûts et de bénéfices. Je me vois lui proposer une étude de « *son taux de rentabilité* ». Il reconnaît de son côté que, suite à ce qu'il vient de vivre ces derniers jours, les risques encourus ne sont peut-être pas suffisamment couverts par les gains réalisés. Par l'apport de repères sociétaux, nos calculs nous amènent à conclure que son « *taux horaire* » est inférieur au Smic.

Je n'ai jamais su si cette discussion lui avait servi d'élément déclencheur mais par la suite, il sera moins présent sur le territoire. Quelques années plus tard, il interpellera le psychologue intervenant à ses côtés, lors d'une rencontre fortuite pour nous remercier. Fier d'avoir réussi son projet professionnel, il est désormais employé comme écailler par un grand restaurant.

Les jeunes ancrés dans cette problématique ont besoin de bénéficier du soutien d'un professionnel de proximité, ne jugeant pas, pour accompagner la compréhension des mesures de justice et des actes posés. La présence, la visite en détention et les liens tissés avec les services de probation et d'insertion pénitenciers (SPIP) sont aussi des occasions d'échanges sur les prises de risques et les conséquences qui en découlent. Bien souvent, le passage par la prison est valorisé voire même glorifié mais, pourtant, pour ceux qui y passent, il y a le discours à tenir devant le monde et la réalité de l'existant. Ainsi, un nombre infime « *de proches* » seulement enverra des mandats, fera les démarches pour les demandes de parloir. Le fait qu'une éducatrice ou un éducateur enclenche ces démarches renforce le lien.

Dans les quartiers, les jeunes se parlent et reconnaissent les qualités des professionnels qui sont à leur contact. Ils identifient rapidement les savoir-faire des uns et des autres. Lorsque le travailleur social est reconnu, les numéros d'écrous, nécessaires à la communication avec les services pénitentiaires et autres informations des arrestations ou placement en garde à vue, circulent plus facilement. Dernièrement, un jeune a été interpellé, inscrit dans le trafic et ayant depuis peu de nouvelles responsabilités. Dès son arrestation, son groupe de pairs me contacte pour me faire part de son placement en garde à vue et de son déferrement prochain. Tout au long du week-end, nous communiquerons par le biais des réseaux sociaux, sur lesquels ils ont l'impression d'avoir la possibilité d'échanges sécurisés et confidentiels. Finalement, il sera libéré au cours de ce même week-end avec une convocation ultérieure pour son jugement au tribunal.

Les jeunes semblent avoir des difficultés à appréhender les sanctions qu'ils subissent. Les délais de traitement des mesures d'aménagement de peine sont longs. Les jeunes oublient, questionnent la légitimité des mesures mises en place alors que les faits datent de plusieurs années.

Lors de ces accompagnements, les travailleurs sociaux rédigent des notes sociales à destination des juges et des services judiciaires. Ces écrits sont le

Reflet des actions mises en place et dressent une photographie de la situation sociale du jeune. Souvent les jeunes anticipent dans leurs esprits des peines et sanctions plus sévères que celles prononcées. Dernièrement, une jeune fille ayant été verbalisée pour non-port du masque en contexte pandémique, a vu sa sanction agrémentée des mentions, injures et rébellion. Il s'agissait de sa première confrontation aux forces de l'ordre, à la sortie du lycée. Contrôle empreint de dérives racistes et de contrôle au faciès, cet épisode marquera cette jeune fille. Pour elle, n'étant pas en mesure de régler les sommes demandées, elle s'imaginait déjà emprisonnée.

Pour d'autres, la justice est dévoyée. Il y a peu encore, j'ai été amenée à accompagner une jeune à l'occasion d'une audition. Ce type d'accompagnement nécessite de faire appel un maximum à ses capacités d'introspection. En contexte de pandémie mondiale, le constat est sans appel. Le personnel en fonction, chargé de faire respecter les décisions sanitaires protocolaires, applique partiellement les mesures sanitaires mises en place. Après quelques heures d'attente, une première incartade intervient en réponse à des insultes, un jeune interpellé ce jour-là pour vol à l'arraché sera gratifié d'un coup à l'arrière du crâne dont l'OPJ se plaindra par la suite en disant ressentir une douleur à la main ayant frappé.

Certains anticipent leurs potentiels déboires judiciaires en mettant de côté un petit pécule pour financer le recours à un avocat pour leur défense. Je côtoie depuis quelques années un jeune qui a plutôt fonction de gestionnaire. Lors d'une soirée, il se retrouve exceptionnellement à l'œuvre pour une livraison. Une fois arrivé à destination, il constate que l'avocat qui l'avait précédemment défendu fait partie des convives. Dès la semaine suivante, il m'en fera part pour insinuer que son activité sert la société et répond à des besoins.

L'approche de la réduction des risques

« Au cœur de ton bras » Mano Solo

De l'information collective

L'usage du protoxyde d'azote s'était diffusé quelque temps auparavant. Dans certains espaces, les *« bonbonnes »* argentées étaient présentes sur le sol.

L'équipe avait rencontré un historique et un travail était en cours pour proposer un *flyer* d'information et amorcer une approche des risques sur ce produit.

Durant le premier confinement, les semaines passant, les informations de fermeture des frontières commençant à se diffuser ont alarmé consommateurs comme acteurs. Au contact des jeunes par le biais des réseaux sociaux, ils exposent notamment leur consommation de protoxyde d'azote. Dans des échanges plus individuels, ils font état de sensation de fatigue, de maux de tête et des sensations de fourmillement dans certains membres .Ce sont tous des jeunes majeurs, consommateurs de *chichas*, tabac principalement. Occasionnellement dans le cadre festif, ils ont recours à de l'alcool ou à du cannabis. Durant cette période, ils ont poursuivi leurs activités de livraison pour la Poste, Amazon. Leurs consommations étaient donc régulières dans leurs cadres professionnels.

5 jeunes majeurs de 20 à 23 ans ont été ciblés. 2 d'entre eux consommaient auparavant exclusivement du tabac via cigarette et *chicha*, les 3 autres usent de multiples produits quotidiennement et les associent dans le cadre festif, l'un d'entre eux a, déjà, été reçu dans le cadre de la CJC Charonne, un second a bénéficié d'un premier contact durant la période de confinement. Parmi eux, 3 sont aussi inscrits dans de multiples passages à l'acte et font l'objet de mesures de justice.

Dans l'idée d'une démarche collaborative, nous leur avons demandé leur avis, leurs retours quant à la construction finale de l'outil de communication.

Leurs avis et remarques ont été pris en compte au travers d'un retour d'expérience. Cette action de sensibilisation vise le renforcement de leurs compétences psycho-sociales. Ils sont, à leur tour, vecteurs d'informations pour leurs proches. Les messages de prévention passent « *mieux* » lorsqu'ils sont transmis par un ami.

D'après les groupes, des rôles sont bien souvent établis (le gentil, le méchant, le drôle...). Il est aussi question d'observer les aptitudes et de reconnaître leurs qualités. Ces jeunes, malgré leurs passages à l'acte, font preuve de bienveillance. Ils ont envie de protection et de sécurité pour leurs proches et eux-mêmes.

Dans la pratique éducative de mon équipe, un temps d'accueil dédié à l'insertion dans un local partagé faisait office de repère grâce à la possibilité d'y rencontrer l'équipe. Ce temps investi parfois en période hivernale était déserté dès les premiers rayons de soleil au profit des terrasses des cafés.

Les membres de l'équipe ont donc délocalisé « *leurs permanences* ». D'autres rituels se sont alors institués. Ces espaces furent le théâtre de nombre d'échanges autour des conséquences et bénéfices de l'inscription dans l'activité parallèle.

À l'accompagnement individuel

« 10K » Bolémvn, Maes

M., 22 ans lors de la rencontre, souvent avec des marques au visage, dans une position de manager consommateur d'alcool dans le cadre festif, vit de son activité.

Une importante partie de ces échanges ont eu lieu le lundi, en matinée. Le contexte de la temporalité parait nécessaire car il repose aussi parfois sur des séquences d'intimité à chaud, en redescente des sensations du week-end.

Lors de l'un de ces instants, j'ai orienté l'échange sur le fait qu'à mon arrivée sur le quartier, je remarquais souvent des traces de coups sur son visage ou ses mains. Evidemment, il s'agissait d'histoires réglées depuis ou presque. Son nez cassé constituait un dommage collatéral. Pour décentrer la conversation, il l'élargit à la violence ordinaire : les mendiants dans la rue que personne ne regarde, les câbles électriques à la place de la ceinture, la dette de l'Afrique, les violences policières, la corruption... Il n'a jamais fait preuve de comportements violents en ma présence.

Il reconnaît des besoins immédiats, instantanés. Lors de son premier coup de cœur, il ira la rejoindre (son amie) à l'étranger, en flambant durant 10 jours.

Dans les premières années, des rencontres régulières furent honorées Un rappel hebdomadaire de proposition d'insertion avait été défini en commun. Des perspectives de démarches avaient été anticipées et inscrites dans le temps (renouvellement de sa couverture médicale et demande d'aménagement de peine). La définition d'objectif annuel semblait lui convenir. Au cours de la même année, il participera à une découverte des métiers de l'informatique pour suivre, le mois suivant, une journée sur les espaces verts.

Aujourd'hui, je sais très bien que ces propositions servaient de prétexte au maintien d'une interaction entre nous et la nécessité de rythmer les temps possibles de rencontres. Curieux, inventif, son intelligence sert son analyse et son regard sur le monde. Il souhaite s'en extraire, vivre en marge sans avoir de comptes à rendre à la société.

De nombreuses séquences avaient aussi pour thème l'impunité de certains secteurs. Pour lui, dans les milieux de l'audiovisuel, de la musique, de l'évènementiel, beaucoup de personnes consommaient au cours de leurs activités professionnelles. Se servant toujours de son environnement, il pointait aussi les ouvriers du bâtiment, le midi avec leur petite *binouz*, les étudiants bénéficiaires de *l'happy hour*. Il lui semblait que ces personnes n'étaient victimes d'aucun contrôle des forces de l'ordre alors même que des lois répriment l'ivresse sur l'espace public.

Après quelques années de suivis individuels, nos interactions sont devenues occasionnelles. Les échanges reprenaient les actualités du moment. Il apparaissait dans de nouvelles dispositions. On évoque la fin de son activité : comme faire pour se ranger ? À quel moment, le pécule est suffisant pour investir dans ce qui apparaît comme sûr ? Pourquoi arrêter ? Pour les risques ? Pour soi ? Pour la société ? Pour ses proches ?

À l'issue de ces quelques années, il est moins présent sur le quartier .mais il cherche toujours une raison.

Pour rendre signifiant

« *Habitué* » Dosseh

Dans nos métiers, les sujets d'indicateurs et d'évaluation font bien souvent débat. Les professionnels de terrain percevant des outils de contrôle, loin des préoccupations éducatives d'efficience des équipes. Quant aux situations de terrain, elles recouvrent leurs singularités qui reposent sur une approche dite globale. Là où les indicateurs quantitatifs indiqueront une faible performance, ils seront contrebalancés par des indicateurs qualitatifs signifiants.

Après quelques mois d'intervention conjointe, un partenaire nous propose une session d'information collective sur les produits psycho-actifs du moment pour les jeunes. Seul l'un d'entre eux se présentera à ce temps. Il sera en demande d'information sur comment réagir quand un ami se sent mal en soirée, sur les effets des produits dopants. À l'issue de la rencontre, en raccompagnant l'intervenante, nous croiserons l'un des jeunes que l'on ciblait, étonné que nous ayons fini tôt. Du point de vue de l'efficience et du nombre de professionnels mobilisés, l'unique participant semblait être une faible réussite. Du point de vue du travail « *invisible* » le jeune présent avait une figure de leader positif dans le groupe. Dans la semaine qui a suivi, d'autres jeunes nous ont interrogés, en lien avec cette intervention ; le message était donc passé !

Il y a quelques années, j'intervenais en prévention générale auprès d'un public plus jeune, à partir de 6 ans. Nous avions un groupe de fidèles âgés de 8 à 10 ans. Via nos contacts, nous avions eu l'opportunité de participer au dispositif de *« l'usine de film amateur »* de Gondry. Il s'agissait de construire un film en trois heures, à partir des décors mis en scène au centre Georges Pompidou. Le groupe définissait ses personnages, son histoire, ses costumes, ses rôles. Lors de l'un des tournages, l'histoire raconte une course poursuite entre brigands. Pour les noms des personnages, ils ont utilisé les prénoms de leurs grands frères. Eloignés du quartier, ces derniers n'ont pas vu ce film. Pour autant, cet élément a ouvert des clés de compréhension à l'équipe sur les représentations perçues des places de chacun.

La notion de plaisir

« Respire » Suprême NTM

J'ai eu la chance au cours de mon parcours professionnel d'être sensibilisée à l'approche de la réduction des risques par un travail conjoint avec une intervenante spécialisée dans le champ des addictions. Cette professionnelle de qualité réfléchit son action pour innover et multiplier les moyens de rencontres, d'échanges.

Le dénominateur à l'ensemble des problématiques et des prises en charge demeure la construction d'un constat commun et partagé. La réalisation de ce constat nécessite bien souvent du temps de partage de rencontre.

Dès lors qu'un jeune témoigne auprès d'un professionnel de ses consommations, de ses usages, de ses prises de risque, il ouvre l'opportunité d'un échange dans une perspective de réduction des dommages. Il y a quelques années, notre équipe éducative avait engagé un travail de réflexion auprès d'un groupe d'usagers.

Après un premier séjour, ma collègue et moi avions envie de travailler autrement et de démontrer les capacités d'engagement. Les échanges entre l'équipe et les référents ASE ou PJJ témoignent de leurs difficultés à s'investir ou s'engager sur des projets à long terme. Notre observation nous confortait sur la nécessité d'axer le travail sur la réduction des risques tant au niveau des représentations que de les encourager dans une prise de conscience de leur réelle consommation. En effet, ces discussions sont tues dans la communauté.

Dans l'espace public, ils s'affichent avec cannabis et alcool. D'autres usent d'autres produits psycho-actifs. De plus, après avoir partagé avec eux des moments du Ramadan, j'ai constaté que la nostalgie était très présente. Les familles restées au pays manquaient, la dimension festive et de convivialité était occultée. Très en demande de temps partagés, ce groupe a investi intensément l'équipe. Ils étaient aux aguets de notre présence sur le territoire : « *vous n'êtes pas passés cette semaine* ? ». Leurs questions, étaient, souvent, récurrentes : « *Quand est-ce qu'on repart ? Untel ou untel n'est pas encore venu ?* »

Six mois plus tard, j'apprends que l'équipe chargée du buffet de l'association partenaire ne pourra le réaliser. Après concertation, rapide avec ma collègue, nous décidons de proposer nos services et la constitution d'un groupe. Nos discussions d'équipe font régulièrement référence à comment inscrire des mineurs sur une dynamique de projets collectifs. Leur capacité de mobilisation est aléatoire. Leur structuration du temps comme leur implication sont variables selon le degré de contrainte ressenti. Durant trois années, l'équipe nommait un jeune « *je ne sais pas* ». Il aura fallu du temps pour qu'il accepte de dire autre chose à l'équipe.

Le projet était lancé et validé par la direction. L'équipe engagerait 5 jeunes de 16, 17 ans et réaliserait le buffet de l'association Charonne pour une centaine de personnes. Pour valoriser leur engagement, un départ de 5 jours au cœur des monts d'Auvergne clôturerait l'action et des tableaux de consommations seraient réalisés.

La problématique de leur consommation a été le dénominateur commun pour le choix de ces jeunes. 4 d'entre eux sont dans des consommations quotidiennes de cannabis et d'alcool, le dernier est dans une addiction à l'alcool. Le groupe a été pensé en prolongation du premier séjour et des observations des places de chacun. Pour l'ensemble d'entre eux, les relations avec leurs référents ASE ou avec l'institution sont souvent compliquées. 3 s'étaient révélés à l'occasion du premier départ. Tous les 3 nous avaient fait part de leurs envies, de leurs projets mais ils n'en informaient pas leurs référents. AI avait été pressenti pour le premier départ, mais les contacts fébriles et sa non-pratique de la langue n'avaient pas permis d'aboutir. Accompagné de son fidèle binôme As, en rupture avec les structures de protection, ils étaient tous deux de l'aventure. As nous demandait régulièrement des vacances, un départ ; autonome, il maîtrise six langues et consomme pour « *arrêter de réfléchir* ». Il apparaît sur le secteur comme un conseiller, un grand frère pour les plus jeunes. Ce projet est restreint à un plus petit groupe pour sa réalisation effective. J'ai élaboré ce deuxième séjour, après avoir acquis la connaissance de ce public. Je me suis saisie du questionnement de l'un, comme prétexte à la première proposition.

- *« Quand est-ce qu'on repart ? »*
- *« OK, on repart, mais il faut travailler avant, tu serais d'accord ? »*
- *« Pour faire quoi ? »*

- *« Imagine : on doit préparer un buffet pour une centaine de personnes et le servir »*
- *« Ouais, Ok, pourquoi pas, c'est quand ? »* me répondit-il, de manière nonchalante, tout en se balançant d'un pied sur l'autre et en hochant la tête au gré des intonations.

De plus, l'équipe leur a proposé un rendez-vous au centre social à proximité, la semaine suivante. Implantée depuis de longues années sur le 10e arrondissement parisien. Ce groupe s'est saisi d'une proposition du centre social : l'action du café quartier, à savoir l'ouverture du lieu deux jours par semaine. Ces moments permettent le croisement des publics usagers du lieu et assurent une découverte chaleureuse et conviviale de la structure et de son équipe. Cet espace offre la possibilité de retrouver les jeunes et de leur proposer un temps de discussion en dehors des cafés traditionnels.

Cette première réunion de concertation a eu lieu dans cet espace pour entendre leurs réactions. Auprès des jeunes, j'ai été reconnue comme la référente quant à l'organisation et à la répartition des tâches. Ils ont demandé un planning « *pour avoir sous les yeux* » la liste de leurs rendez-vous. J'ai donc réalisé un planning prévisionnel des actions remis à chaque participant, retraçant les implications de chacun. Durant cette première phase préparatoire, l'équipe rencontrait les jeunes, formellement, une fois par semaine.

Lors de notre dernière rencontre avant la semaine de réalisation, ils ont proposé d'anticiper l'achat de courses pour le départ et, ainsi, réfléchir aux repas. Nous avons, aussi, rappelé en équipe les principes de consommations différées et le travail de recueil des informations quotidiennes qui aurait lieu durant cette action. La semaine précédant le buffet, les jeunes ont été sollicités au quotidien pour la réalisation de leurs missions. M., en formation de remise à niveau, la journée, venait régulièrement s'informer de l'avancée des démarches.

Les quatre autres se mobilisaient collectivement au quotidien. Pour G. et AI, nous avions, au préalable, contacté leurs référents ASE à qui nous avions fait parvenir un projet écrit. En revanche, nous leur demandions de s'organiser individuellement pour un rendez-vous avec leurs référents respectifs pour obtenir la signature des autorisations nécessaires.

Le premier jour de la semaine était dédié à l'inscription des missions de chacun et dépendait des rendez-vous pris.

Le second était consacré pour la majorité à leurs rendez-vous ASE.

Le troisième jour, trois d'entre eux ont répondu présents pour les courses. J'ai fait face ce matin-là à quelques embouteillages matinaux retardant mon arrivée de quinze minutes. G a donc sollicité un partenaire de proximité pour me contacter et dire qu'ils m'attendaient « *chez Jean-Michel* ». Cette structure est fortement investie par la communauté migrante. Le partage des observations avec les professionnels de CAMRES tisse un maillage partenarial autour des situations individuelles. Ils sollicitent d'autres personnes ressources.

L'autorégulation était importante et j'étais attentive à considérer chacun d'entre eux de façon identique. Ils se réveillaient les uns les autres. D'un commun accord, ils ont différé leur consommation, après leurs rendez-vous.

Le quatrième jour nous avions proposé deux horaires et lieux de rendez-vous. Pour ceux qui souhaitaient prendre un petit déjeuner, le rendez-vous était une heure plus tôt, à proximité de leur lieu de regroupement ou directement au centre social pour se mettre au travail. Le temps de prendre un premier café au premier lieu de rendez-vous puis, ma collègue et moi, nous nous sommes dirigées vers le centre social. Trois d'entre eux étaient là, en retard pour le premier rendez-vous, ils étaient venus directement, ils nous tiennent informées que le quatrième prévu ce matin-là n'a pas réussi à se réveiller et, comme il tardait trop, ils ne l'avaient pas attendu. En effet, à cette période, trois d'entre eux sont logés dans le même hôtel. Ce retardataire nous rejoindra en milieu de matinée. Puis, ils se sont activés autour des fourneaux pour réaliser crudités, verrines, tartes et autres mets prévus. J'ai assuré l'interconnexion entre les partenaires de l'équipe. L'implication de l'intervenante de l'association a développé le contact et la relation. Sa participation à la préparation du buffet lui a permis de vivre un moment de partage intense. Elle a mis la main à la pâte, vécu un moment positif avec eux. Ce rapprochement apparaît par l'obtention du surnom de « *Goulgouli* » qui signifie en persan « *petite fleur* ». A partir de ce quotidien, il a été possible d'évoquer la question des rythmes de sommeil.

Le matin du cinquième jour, le rendez-vous est donné pour livrer notre réalisation. Quelle n'est pas notre surprise de voir notre groupe diminué. Seuls, nos trois fidèles, historiquement, sont présents. G., très remonté envers les deux autres, vocifère et ne cesse de tenter de les contacter. Finalement, c'est M. qui leur transmet l'adresse du lieu de livraison où ils nous retrouveront. Arrivés sur place, nous installons l'espace et commençons le dressage des tables qui sera finalisé par nos retardataires. Ces derniers nous avaient réservé une nouvelle surprise en venant accompagnés d'un plus âgé qui avait sollicité à maintes reprises l'intervenante de l'association pour des rendez-vous qu'il n'avait jamais honorés. Je lui rétorque simplement qu'il ne pourra plus se cacher derrière le fait qu'il ne connaît pas la localisation de l'association et qu'il convient de se faire discret. Très impressionnés par les félicitations et autres remerciements, ils se terreront dans un recoin durant les festivités.

Notre « *invité surprise* » en profitera même pour expliquer le concept de la réalisation aux usagers de l'association et décompter le nombre de personnes servies ; il nous transmettra, enjoué, que les jeunes ont nourri soixante-dix personnes et que trente avaient pris à emporter.

Le sixième jour, nous sommes partis.

Lors de ces propositions, les jeunes deviennent acteurs d'un élan positif. Les conversations facilitées servent à identifier les perceptions de leurs consommations, les besoins exprimés. Leur identification de personnes ressources pour échanger libère les sujets lorsqu'un cadre serein le permet. Le prétexte des tableaux de consommation du séjour a servi de clé d'analyse fine pour l'équipe. L'observation participante a mis en exergue l'identification des sensations attendues, l'influence sur les émotions, le déroulé d'une journée, soirée... Ces jeunes justifiaient l'usage de produits psycho-actifs « *pour arrêter de réfléchir* » à leurs situations et se sentir plus détendus.

Démarche réflexive sur l'accompagnement

« *Ne crois pas que c'est drôle* » RK, Jul

Des attentes légales et sociétales

Le cadre légal fixe les attentes des injonctions thérapeutiques par Article L3413-2. Il définit aussi des peines présupposées ou des mesures pénales d'accompagnement.

Dans le cadre de « *stup* » comme le disent les jeunes, les peines vont de un an de prison assorties d'un stage et d'une indemnisation à hauteur de 3750 euros. Si le deal est à proximité d'un établissement scolaire, la peine s'élève à 7 ans de prison et à 100 000 euros. Au volant, l'usage de stupéfiant est réglementé par l'article L3421-7 avec des risques de suspension pour 3 ans du permis, d'annulation, de travaux d'intérêt général, de stage de sécurité routière et de sensibilisation aux usages de stupéfiants.

L'ivresse publique et manifeste (IPM) est une infraction depuis 1873, régie aujourd'hui par le Code de la santé publique avec l'Article L. 3341-1. Une personne trouvée en état d'ivresse dans les rues, chemins, places, cafés, cabarets ou autres lieux publics, est par mesure de police, conduite à ses frais au poste le plus voisin ou dans une chambre de sûreté (dite aussi « *chambre de dégrisement* ») pour y être retenue jusqu'à ce qu'elle ait recouvré la raison, article R. 33.53-1. Le fait de se trouver en état d'ivresse manifeste dans les lieux mentionnés à l'article L. 3341-1 est puni de l'amende prévue pour les contraventions de 2e classe (150 euros au plus, article 131-13 du Code pénal).

L'article D 3121-33 fixe le référentiel national de la réduction des risques. Cette approche se définit en 4 étapes :

1. Aider les personnes à estimer l'ampleur de leur consommation
2. Par une approche motivationnelle de non-jugement
3. Vérifier le niveau de connaissances des produits, des risques de consommation
4. Questionner le contexte

Le plan de mobilisation contre les addictions de 2018-2022 insiste sur l'objectif d'une ouverture de la prévention sur le volet numérique. En effet, l'action des promeneurs du net, dispositif financé par la

CNAF, est inscrit dans les perspectives de développement. Le réseau représenté par ces professionnels de la jeunesse permet d'étendre la diffusion de message de réduction des risques par de multiples canaux.

Ces quelques repères législatifs servent à recentrer l'action et à rappeler les risques auxquels s'exposent les jeunes. Les injonctions de soin sont dissolues dans le temps, leurs mobilisations ou implications, éphémères.

L'ordonnance du 2 février 1945

« La France n'est pas assez riche d'enfants pour qu'elle ait le droit de négliger tout ce qui peut en faire des êtres sains ».

Malgré trois jours de mouvements de grève du secteur de la santé et du médico-social, avec de nombreuses initiatives locales et des actions de piquets de grève ; il n'y a eu que de très rares publications dans la presse locale et sans réel écho dans les journaux télévisés nationaux. Seuls les risques de gel des parcelles viticoles méritaient qu'on leur accorde soutien pour débloquer des hélicoptères et autres indemnisations.

Les salarié-es en grève durant ces quelques jours de gelées matinales ne demandaient pas des hélicoptères ; seulement une valorisation de leur travail par un engagement financier de l'Etat pour prendre soin de manière optimum de la jeunesse, de l'enfance et des familles.

Les pouvoirs publics ne semblent pas vouloir reconnaître les dysfonctionnements et les manques de moyens criants des secteurs. Nous travaillons tous à partir de bouts de carton, avons tous recours au système D. Pour les futurs professionnels la reconnaissance de leur diplôme au niveau d'un bac+3 semble enfin acquise mais qu'en sera-t-il pour les diplômés des années antérieures ?

Ces professionnels sont la première interface des publics en difficulté. La protection de l'enfance, les collègues de la P. J.J., tous réclament des moyens supplémentaires pour répondre aux besoins d'accompagnement de notre jeunesse.

Ces invisibles essentiels, œuvrent dans l'ombre, des salles d'audience des tribunaux aux parkings des cités.

Ils demandent seulement des moyens.

Aux aspirations personnelles

« *Pour ceux* » Mafia K' 1Fry

Mes premières réelles confrontations avec les usagers de produits psycho-actifs datent du début des années 2000 à Stalingrad. La cour du Maroc rassemblait à la fois les cirques itinérants et autres riverains, squatteurs, venus frapper la pince dans l'optique de se fournir leurs galettes quotidiennes.

À cette époque, mon regard était extérieur, j'intervenais auprès des compagnies de cirque sans réelle nécessité d'établir un lien, un dialogue. Je les considérais avec distance. Je les voyais suer, déambuler. Leurs corps complètement désarticulés donnaient la sensation que chacun de leurs membres était indépendant. Ils étaient baltringues d'un jour.

Quelques années plus tard, je découvrais les adolescents manipulés qui tenaient les halls du quartier voisin. C'était l'époque où j'assistais impuissante aux premières commandes des plus grands pour la cannette ou le kebab et mettre ainsi à l'épreuve les plus jeunes.

Dans ma posture éthique de travail, je reste humble. Les petites mains que nous sommes mettent en œuvre les petites réussites du quotidien, les valorisent, les inscrivent dans une histoire partagée. « Ces *petits riens* » ne visent pas à la paix sociale, ils visent à encourager les jeunes, à valoriser leurs compétences psycho-sociales.

Depuis toutes ces années de pratique, je ne me suis jamais sentie en danger en présence d'individus considérés comme « *nuisibles* » par la justice et certains services de police. Je ne suis pas une cliente potentielle mais nombre de fois, ils ont testé ma légitimité, ils m'ont proposé de faire un *go fast* pour 20000, facile sur un week-end, « *tu passes forcément tranquille avec ton look de babtou...* »

J'ai accompagné des jeunes dans l'inscription dans des processus de substitution, dans l'adhésion à un parcours de soin ; tout en étant confrontée, aux manques de moyens criants des services pour répondre aux besoins des jeunes.

J'y faisais référence précédemment : les bons plans hébergement se partagent entre professionnels mais les solutions pérennes demeurent rares. Les plans « *taff* » circulent entre les jeunes, de *Planet Sushi à Domino'pizza* en passant par *Mac Do*. Les propositions d'insertion et les perspectives professionnelles sont parfois bien minces et « *ne font pas rêver les jeunes* ».

Il paraît important d'axer aussi ces accompagnements sur le volet du soin psychique. Dans un premier temps, il est aussi question de déconstruire les représentations. Nombre de dispositifs existent tels que les CJC, les CMP... mais encore une fois, ces structures pallient... quelques initiatives précieuses d'intervention en équipe pluridisciplinaire existent... il convient donc de préserver ces ressources et les entretenir.

Pour une réflexion en perspective

« *Challenger* » Kery James, Soprano

Les forces inhérentes à ma pratique professionnelle résident dans un premier temps dans la temporalité. Cette donnée est un luxe dans l'accompagnement social. Les rencontres se renouvellent sans enjeu *a priori*. Malgré les ruptures, désaccords, éloignements ; les équipes éducatives présentes dans l'espace public offrent une permanence et une historicité d'actions reconnues pour leurs approches pluridisciplinaires, les jeunes usent de ces professionnels comme ressources, alibis, tremplins...

Combien de passants salueraient un groupe de jeunes présents sur l'espace public ?

L'éternel écueil de la dénomination de spécialisée nous accole une image de spécialiste or je me retrouve davantage dans une démarche de généraliste.

L'inscription dans une dynamique de soin par l'insertion, par le lien, par le relationnel, la confiance, permet d'éprouver et tester ces formes d'interactions sociales.

Ce secteur « *hors cadre* » dispose encore d'un élan, d'une dynamique de créativité, d'un engagement des professionnels. Ces hommes et femmes de terrain doivent bénéficier de modules de formation en continu.

Toutes ces situations de jeunes, de contextes de rencontres témoignent de la nécessité d'ancrer l'accompagnement dans le temps, de rassurer sur une rupture possible, de se répéter...

Bibliographie

Séries

Peaky Blinders, Narcos, Empire, Breaking Bad, Weeds ...

Films

Les incorruptibles, Le juge et l'assassin, Les Affranchis, Arizona Dream,

Trainspotting, Bad lieutenant, Requiem for a dream, Scarface, 1900, La Haine

Enquêtes, rapports, publications

La prévention spécialisée, une démarche engagée, 1995, CTPS

Apaches

Réduire les risques : éthique, posture et pratique, Repérages

Réduire les risques : pour une politique et réduction des risques

Le rapport de l'audition publique sur la réduction des risques et des dommages

Réduction des risques chez les usagers de drogues : synthèse et recommandations de l'INSERM

Tendances n° 143, OFDT, 8p. Février 2021

« Drogues et conduites addictives. Comprendre, savoir, aider », INPES, Décembre 2014

Ouvrages

Des éducateurs dans la rue : histoire de prévention spécialisée Françoise Tetard et Vincent Peyre La découverte

Nous... la cité, Joseph Pontus, collection Zones à La découverte

Les éclats de l'adolescence Hubert Flavigny

Sites inernet

Site de la Fédération Française d'Addictologie www.addictologie. Org

Site de l'INSERM www.inserm. fr

Site de l'OFDT www.ofdt.fr

Site de l'association Charonne https://charonne-asso.fr

Site de l'association Arc-Ea arc-ea.org (arc-ea-org)

Site d'information législative https:// www.legifrance.gouv.fr

Musique

« L'envol » Babylon Circus

« 10K » Bolémvn, Maes

« La mère des enfants perdus » Keny Arkana

« Ne crois pas que c'est drôle » RK, Jul

« Au clair de la rue » Benab

« Au creux de ton bras » Mano Solo

« La vie qu'on mène » Ninho

« Pour ceux » Mafia K' 1 Fry

« Lencli » Sofiane, Vald

« Challenger » Kery James, Soprano

« Petite conne » Renaud

« Habitué » Dosseh

« Respire » Suprem NTM

« Si c'était à refaire » Kery James

« OCB » Billy Ze Kick et les gamins en folie

CHAPITRE 4 :

L'addiction à l'épreuve de l'anthropologie

STÉPHANE HÉLÈNE

Penser l'addiction sans idée préconçue renvoie à la notion d'habitude, de routine voire de rituel. En amont de tout présupposé objectif, le terme se comprend comme l'émergence d'un éternel retour. Toutefois, ce recommencement du même ne saurait se réduire, dans sa définition, à la radicalité d'un ensemble de pensées ou de mouvements automatiques. Autrement dit et pour aller plus loin, l'addiction doit être appréhendée moins comme un système qui soumet le sujet à une logique routinière que comme un principe dysfonctionnel de satisfaction par lequel la volonté du sujet est altérée par les impératifs d'un manque à combler. Selon M. Lejoyeux, « *les addictions sont des comportements de consommations de substances psychoactives assortis de conséquences négatives et face auxquels le sujet perd une partie de sa liberté. Ces comportements peuvent être décrits sous plusieurs angles, moral, philosophique, juridique ou médical*[1]»

La multiplicité des disciplines mobilisées traduit la difficulté à circonscrire le phénomène. Ainsi l'alcoolisme ne relève pas *stricto-sensu*, d'une décision individuelle car consommer de l'alcool n'est pas seulement un acte isolé, étranger à toutes considérations collectives et psychosociales, c'est un « *fait social* » au sens de Durkheim. « *Le boire* » s'inscrit dans une manière « *de faire, fixée ou non, susceptible d'exercer sur l'individu une contrainte extérieure ; ou bien encore, qui est générale dans l'étendue d'une société donnée tout en ayant*

[1] M.Lejoyeux, *Addictologie*, p.3, Masson, Paris 2009.

une existence propre, indépendante de ses manifestations individuelles[2]*».*

L'alcool, comme modèle

L'alcoolisme est d'ailleurs devenu, pour les sciences humaines et sociales, un concept *princeps* situé au carrefour d'un ensemble de problématiques sociales et culturelles. « *Il constitue à bien des égards un fait social total. L'alcool est non seulement un produit de consommation courante, mais aussi un objet culturel infiltré de significations, plus qu'un breuvage, il est une fonction. Boire et s'enivrer représentent des actes collectifs et individuels qui organisent un mode de relations aux autres et participent à la construction des identités (Gaussot, 2004) et à l'expression d'enjeux identitaires particulièrement prégnants*[3]»

L'addiction à l'alcool ne doit cependant pas être l'arbre qui cache la forêt. Le modèle a certes son utilité et permet de regrouper sous l'unique vocable d'addiction, toutes les formes de dépendances liées ou non à un produit. Mais peut-on traiter l'addiction au jeu ou à la nourriture par exemple, de la même façon que l'addiction aux substances psychoactives ? Le modèle peut s'avérer problématique lorsqu'on souhaite obtenir une analyse plus serrée des conduites addictives et pousse à s'interroger sur la manière dont on doit aborder ces différents objets d'étude. Quoi qu'il en soit, on saisit bien que devenir esclave[4] d'une substance ou d'une activité quelconque ne peut être que source de comportements non adaptés aux effets néfastes sur la vie et la santé du sujet. Tout l'enjeu de l'addictologie consiste peut-être à mieux saisir les processus sous-jacents à l'émergence, au maintien et aux récidives des addictions. Réfléchir aux causes et de fait, mieux identifier les facteurs de vulnérabilité individuels, sociétaux et environnementaux aide à la mise en place de systèmes de

---

[2] E. Durkheim, *Les Règles de la méthode sociologique*, p. 107

[3] Lionel Dany, Ludovic Gaussot, Grégory Lo Monaco, L'alcool : un objet au Cœur du social ; Presses universitaires de Liège | « Les Cahiers Internationaux de Psychologie
Sociale » 2015/3 Numéro 107 | pages 299 à 302

[4] *Etait addictus, dans la Rome antique, celui qui s'était tellement endetté qu'il devenait assujetti à son prêteur ; il en devenait l'esclave*

prévention plus efficaces et à l'établissement de meilleures prises en charge.

On pourrait se risquer à comparer le sujet *addict* au personnage du film de Jean-Luc Godard : Pierrot le fou (1956, Ferdinand Griffon), clamant à tout bout de champ : « *J'ai envie, je suis en vie* ». Au-delà du jeu de mots, l'expression culte pourrait être proférée par quelque sujet exprimant à sa façon les causes de son aliénation à un produit ou une situation. Vivre pour Pierrot le fou, c'est avoir des envies et tenter de tout mettre en œuvre pour les satisfaire. Un tel parti pris cèle, dans sa radicalité, un corollaire paradoxal : le rétrécissement du champ de la liberté individuelle. Pour parler comme Spinoza, la satisfaction du désir masque le déploiement de « *passions tristes*[5] » qui conduisent à l'emprisonnement du sujet autant physique que mental. Contrairement aux passions qui accroissent notre puissance d'agir et nous permettent d'accéder à la joie, ces passions tristes réduisent notre capacité d'action et nous plongeant dans la tristesse.

Immodération, répétition et insatisfaction forment le lot des caractéristiques majeures de l'addiction aux substances psychoactives (drogue, médicaments...) ou à une activité ou une situation (jeux, sexe, nourriture...). Le sujet qui voit sa vie personnelle, sociale et professionnelle fortement perturbée n'arrive plus à contrôler le niveau de sa consommation et présente bien souvent un tableau clinique présentant des troubles d'ordre psychologique, médical voire psychiatrique.

La liste s'allonge

Les addictions les plus fréquentes aujourd'hui sont celles liées aux substances psychoactives admises par la législation (alcool, tabac...) ou détournées de leurs usages normaux (colles, médicaments, produits ménagers...) ou encore illicites (cocaïne, cannabis, héroïne...). De nouveaux produits viennent régulièrement alimenter le commerce de la drogue et donc le champ des addictions. Les NPS (Nouveaux Produits de Synthèse), commercialisés généralement sur internet, ont la capacité de reproduire les effets des substances illicites qui existent

[5] Baruch Spinoza ; Éthique (1677) : L'ivrognerie est un désir, un amour immodéré du plaisir de boire.

déjà sur le marché tels que le cannabis, l'ecstasy, la cocaïne, les amphétamines, etc. Beaucoup plus redoutables, plus nocifs, plus addictifs et plus puissants que les produits qu'ils miment, ils doivent en grande partie leur émergence à une stratégie de contournement de la loi sur les stupéfiants - un produit peut être interdit par la législation alors qu'un autre, sensiblement identique, peut être accepté car il profite de l'existence d'un vide juridique. D'autres substances sont, elles, détournées de leur utilisation classique alors qu'elles sont dotées d'un potentiel très actif : le protoxyde d'azote[6] des cartouches à chantilly.

Jeux vidéo, jeux d'argent, réseaux sociaux, nourriture, sexe, sport... quand ils sont pratiqués avec excès, font le lit des addictions comportementales. Ces situations ou comportements sont vecteurs de plaisir et induisent chez l'individu qui cherche à reproduire l'expérience, une dépendance psychique.

La liste des addictions est longue et ne cesse de s'allonger au rythme des évolutions sociales et sociétales, ce qui confère à l'addiction un caractère proprement anthropologique fortement ancré aux cultures humaines.

Peyotl, haschich et cannabis

L'anthropologie s'est d'ailleurs penchée sur la consommation des substances psychoactives dans les sociétés traditionnelles ou modernes. Analyser les pratiques, les mœurs, les coutumes et les rites qui irriguent les groupes sociaux est un moyen, pour cette discipline, de mieux comprendre les causes sous-jacentes et invisibles qui guident les comportements humains.

L'usage des substances psychoactives y a été étudié surtout dans un contexte religieux ou magico-religieux. Le chaman, le sorcier ou le

[6] « L'usage détourné du protoxyde d'azote est un phénomène identifié depuis plusieurs décennies notamment dans le milieu festif. Mais la recrudescence de cet usage, chez des collégiens, lycéens et étudiants avec des consommations répétées, voire quotidiennes, au long cours et en grandes quantités, contribue à expliquer la gravité des dommages signalés plus récemment. »
https://www.drogues.gouv.fr/actualites/lusage-detourne-protoxyde-dazote-une-pratique-risques-de-plus-plus-repandue

hougan[7] du vaudou haïtien ont souvent recours à des drogues pour être en lien avec les morts et accéder aux esprits divins. La consommation de ces produits ne se fait pas sans règles. Elle semble ordonnée, dans de nombreuses cultures, par des impératifs religieux qui demeurent un facteur de cohésion sociale mettant en jeu les liens entre le monde des esprits (les ancêtres, les morts) et celui de la communauté. « *Les facteurs socioculturels doivent donc être considérés comme jouant un rôle important dans la répartition mondiale de l'usage et de l'abus des drogues et, parmi les variables repérables, celles d'essence culturelle sont plus importantes que celles purement sociales*[8]».

L'archéologie des addictions met au jour des strates recélant des éléments culturels très anciens. La plupart des drogues utilisées avaient pour fin de cristalliser et de consolider les systèmes de croyances inhérents au groupe. Les anthropologues avancent le concept « *d'intoxication religieuse* » pour définir ces pratiques rencontrées au sein des sociétés primitives (culte du peyotl, du kawa, du haschisch). Ils parlent également « *d'ivresse divine* » chez les indo-européens avec l'adulation pour le dieu Dionysos ou Bacchus.

Grâce aux expérimentations[9] du peyotl menées sur lui-même dans les années 60, Henri Michaux, poète et artiste, a contribué à porter à la connaissance du plus grand nombre, l'existence de cette drogue hallucinogène dont le principe actif, la mescaline, est tiré d'un cactus. Mais bien avant les expériences de l'auteur des poèmes et des dessins dits mescaliniens, le peyotl avait largement été utilisé à des fins rituelles par les Amérindiens. Son utilisation remonterait à plus de 3000 ans et, aujourd'hui encore, certaines tribus indiennes d'Amérique du Nord ont recours à cet hallucinogène sacré qui a la propriété de provoquer des flashs couleurs, des phases d'euphorie et de grandes ivresses. Chez les *Huichols*, une tribu amérindienne d'Amérique du Nord, la substance est censée conférer aux individus le pouvoir de communier avec les esprits et de s'amender

[7] hougan : nom du chef spirituel de la religion vaudou

[8] R. Berthelier, *Culture(s) et toxicomanies : l'apport de l'anthropologie,* dans Le courrier des addictions (11)–n°4–octobre/novembre/décembre 2009

[9] « H.Michaux a effectué ses expériences de drogue (...) dans le contexte scientifique des recherches des années 50 sur la psychose expérimentale. » *L'expérience hallucinogène d'H.Michaux à l'épreuve de l'inconscient : influence du surréalisme,* Anne Brun ; Dans Topique 2012/2 (n° 119), pages 109 à 121

spirituellement. Dans les années 60, la législation de certains Etats américains a reconnu le culte du peyotl comme religion et non comme une pratique relevant de l'addictologie.

On le voit, l'utilisation des drogues à travers les âges est étroitement réglementée et obéit à des règles religieuses. Ce caractère coutumier a contribué à la reconnaissance de pratiques relevant plus de la culture que de la toxicomanie. Tout comme l'usage du peyotl, celui du cannabis, a aussi une dimension religieuse. Des communautés religieuses en Inde[10] l'utilisaient déjà plus de 2000 ans avant J.-C. Au Proche-Orient certains Etats reconnaissent le caractère sacré de l'usage du cannabis chez les *Haschischins* de Syrie. Le lien étymologique entre haschisch et assassin signalé par Sylvestre de Sacy, savant et orientaliste des Lumières, a contribué à nourrir la perception moderne du cannabis, vu comme un produit du crime plutôt que comme substance du sacré. Sa dimension religieuse persiste dans certains pays comme la Turquie où il est consommé - sous forme d'un mélange de yaourt et de haschisch permettant de rentrer en contact avec les dieux - par le derviche tourneur[11] juste avant d'initier sa danse mystique.

De ces observations, émergent des motifs structurels qui organisent l'usage des drogues. Ces motifs, souvent conservés au cours de l'évolution, présentent des similitudes partagées par différentes sociétés. Le caractère récurrent des modalités d'usage des drogues dans les sociétés anciennes, est peut-être à rechercher dans l'économie du pouvoir du sacré. Celui-ci exerce une fonction ordonnatrice de l'utilisation des substances psychoactives, allant même jusqu'à faire office de « *machine à ordonner la jouissance*[12] » selon Gérard Pommier.

La mise en ordre de la jouissance ne vise pas une quelconque tempérance des individus, elle constitue, bien au contraire, la pierre

---

[10] M.Kuddus and al. Cannabis sativa *: An ancient wild edible plant of India,* March 2013, Emirates Journal of Food and Agriculture 25(10) : 736-745. https://www.bibliomed.org/?mno=185875

[11] « Les derviches tourneurs constituent les membres de l'ordre mevlevi, ordre musulman soufi. Le soufisme est une doctrine datant du 8e siècle et qui est de nature cachée au sein de l'Islam. Il s'agit d'un mouvement spirituel, voire mystique, au sein de la religion musulmane. »

[12] R. Berthelier, *Culture(s) et toxicomanies : l'apport de l'anthropologie,* dans Le courrier des addictions (11) -n°4–octobre/novembre/décembre 2009

angulaire d'une jouissance participative et collective parce qu'elle est signe de reconnaissance et de cohésion sociale du groupe. L'usage des drogues épouse assez fidèlement les lignes du développement des sociétés, faisant écho à la transformation d'une communauté[13] (*gemeinshaft*) en une société rationnelle (*gesellshaft*). Ce processus croissant de rationalisation des groupes permet de s'émanciper du modèle initial communautaire pour adopter des structures sociales favorisant l'autonomisation voire l'atomisation du sujet. Résultat de la modernité sociale, la laïcisation de la drogue accompagne la sortie du sacré de bon nombre de substances psychoactives regroupées désormais dans des catégories plus terre-à-terre, c'est-à-dire plus en adéquation avec les exigences des sociétés actuelles focalisées sur le culte de la compétitivité économique et de la compétition sportive.

Le sujet, « *est sommé de se dépasser dans une aventure entrepreneuriale (...) parce que chacun est plus égal, il prend en charge lui-même des problèmes qui relevaient de l'action en commun et de la représentation politique*[14]». À l'image du coureur cycliste, de l'athlète, bref du sportif de haut niveau, on consomme des drogues pour travailler plus longtemps et pour améliorer ses performances professionnelles ou encore, pour danser ou faire l'amour toute une nuit sans relâche. L'individu est prié d'être toujours aux limites de l'inaccessible et doit en permanence se montrer au maximum de ses capacités dans tout ce qui est entrepris.

L'éclairage anthropologique enrichit la conception biomédicale de l'addictologie. En décentrant le regard, il permet de se déprendre d'une approche purement biologique et de repenser le soin dans un champ de connaissances plus large. Passée au crible de l'anthropologie, l'addiction peut être perçue comme une pathologie aux modalités multiples, étroitement liées aux systèmes de croyances et de représentations et donc déterminées par la culture dans laquelle elles opèrent.

Cependant, l'approche globale et pluridisciplinaire et, en particulier anthropologique, ne saurait faire l'économie de la subjectivité. Sans

---

[13] Ferdinand Tönnies, Communauté et société, PUF : « La communauté est appréhendée comme « une communauté de sang, de lieu et d'esprit » où le tout prime sur l'individu, la société, en revanche, est le lieu d'un individualisme débridé et destructeur »

[14] Alain Ehrenberg, Le Culte de la performance, Calmann-Lévy, 1991

pour autant adhérer à l'idée que « *les faits psychopathologiques sont hors culture car ils sont porteurs d'une signification individuelle* », on retiendra que l'addiction relève également de problématiques qui engagent le sujet dans ce qui relève de l'intime et du choix individuel pris en toute conscience. Selon P. Pharo « *On ne tombe pas dans la drogue par mégarde. À un moment donné, l'individu fait face à une décision : il doit faire une démarche pour se procurer de la drogue, refuser ou accepter une proposition. À ce moment, il soupèse le pour et le contre*[15].

Le rhum aux Antilles : entre culture et addiction

« *Zanfansi'wvwè papa mò/ Téré li anbatono-la/ Téré papa anbatono-la* ». Ces phrases tirées d'un célèbre refrain du *gwo-ka*[16] scandent ces mots : « *Mes enfants si jamais votre père meurt, enterrez le sous un tonneau* ». Les paroles du *gwo-ka* relatent souvent des scènes de la vie quotidienne aux Antilles. Elles peuvent faire le portrait ou la critique d'un personnage mais presque toujours sur un mode métaphorique mâtiné d'humour. Ce qui est à dire doit toujours faire l'objet d'un dévoilement comme si la vérité ne pouvait être livrée de façon massive et brutale. Le refrain en dit long sur ce père de famille que les enfants doivent enterrer sous un tonneau le jour de sa mort. Il ne s'agit pas ici de n'importe quelle barrique pouvant faire office de stèle funéraire mais bien d'un tonneau de rhum grâce auquel le défunt pourra donner satisfaction à son addiction, au-delà même de la mort.

Le rhum[17] est très prisé en Guadeloupe. Précieux pour son économie, il l'est tout autant sur le plan culturel. Comme toute médaille, il a son revers qui l'inscrit au tableau des addictions les plus sévères et les plus fréquentes.

---

[15] Patrick Pharo, La drogue : pourquoi on y entre, comment on s'en sort, Philosophie pratique de la drogue, Cerf, 2011, cité par Achille Weinberg dans Sciences Humaines n° 228, Juillet 2011

[16] Musique de la Caraïbe, dansée et chantée sur des rythmes joués avec ce tambour. Un peu comme dans le blues, au *gwo-ka*, musique de nègre marron, de diable, de Noir sans éducation, est souvent associé le rhum dans l'inconscient collectif antillais. Mais les représentations sociales changent et le *gwo-ka* a été réhabilité patrimoine de l'humanité

[17] Rhum appelé aussi clairin (Haïti), guildive, (îles anglaise), tafia

L'alcoolisme fait des ravages aux Antilles (accidents de la voie publique, maladie, handicaps...) et constitue un des fléaux de santé publique les plus dévastateurs. Doit-on interdire le rhum ? Doit-on durcir la réglementation ? Dans quelle mesure peut-il exister un espace de conciliation entre une reconnaissance comme patrimoine économico-culturel et prise de conscience d'un problème prioritaire de santé publique ?

Nous tenterons dans un premier moment d'expliquer que le rhum est un alcool spécifique inscrit dans l'histoire des Antilles. Puis nous montrerons qu'il est au cœur d'enjeux sociaux, politiques et identitaires. La réflexion sera portée, dans un troisième temps, sur les possibilités envisagées pour que cet alcool soit mieux perçu comme un danger de santé publique.

L'essor du sucre et du rhum

Le rhum est intimement lié à l'histoire des Antilles et de la Guadeloupe. Il tire son origine historique de la culture de la canne à sucre introduite aux Antilles par Christophe Colomb lors de son second voyage en 1493. Le sucre avant le XIIIe siècle était une denrée plutôt rare et chère. On s'en sert pour des préparations pharmaceutiques ou médicales et la majeure partie des Français ne connaît que le miel. C'est lors de la période des Lumières que le sucre prend tout son essor avec l'instauration du commerce triangulaire. Il contribue ainsi au développement de grandes villes en Europe et en France comme Nantes, Bordeaux ou la Rochelle. La culture de la canne est étroitement associée à l'histoire de l'esclavage et de la colonisation. Les premiers colons installés aux Antilles étaient des engagés qu'on surnommait les 36 mois[18]. Leur travail sur les plantations devenait insuffisant au fur et à mesure que les exploitations agricoles s'agrandissaient. On a eu donc recours aux Africains pour pallier le manque de bras dans les champs de cannes. Grâce à cet afflux de main-d'œuvre servile, les îles du Nouveau-

[18] G. Debien, « (...) ils ont un métier, leur salaire, la durée de leur service, qui est presque toujours de 3 ans - ou 36 mois-, d'où leur surnom, avec 300 livres de tabac ou de sucre. » Les Engagés des Antilles au travail XIIIe siècle, Bulletin de la Société d'histoire de la Guadeloupe N°55, 1983.
https://www.erudit.org/en/journals/bshg/1983-n55-bshg03494/1043863ar.pdf

Monde ont approvisionné toute une partie de l'Europe en sucre et en épices. Cette réussite économique était symbolisée par une des plus grandes îles de la Caraïbe : Saint-Domingue surnommée la Perle des Antilles pour sa florissante économie sucrière. L'an 1848 sonne la fin de la Traite et de l'esclavage et ouvre l'ère de la colonisation qui aura pour charge de pérenniser l'envol de l'économie sucrière sous la condition expresse d'engager d'autres bras afin de remplacer les Noirs affranchis. Fuyant la misère et leur statut d'intouchable, les Indiens[19] de l'Inde viendront cultiver la canne.

L'essor du sucre au XVIIIe siècle fait écho à la fabrication du rhum, pendant l'ère coloniale. On l'obtient à partir de la mélasse et du vesou des cannes. Grand témoin du développement des Antilles, il fait désormais partie du patrimoine historique antillais et n'est pas perçu, dans l'inconscient collectif, comme un produit dangereux. Les Antillais francophones sont très attachés à leur rhum[20], un peu comme en Nouvelle Aquitaine où les vins bordelais font la fierté du patrimoine régional et national, reflétant à eux seuls un savoir être et vivre français. Aux Antilles, les représentations sociales du rhum sont également enracinées dans un socle patrimonial. Le rhum n'est pas un produit de consommation comme les autres, il a un statut symbolique inscrit dans une histoire, une culture et une tradition.

Il fait partie intégrante de la société antillaise surtout pour la génération des *baby-boomers* qui ont connu les « *lolos*[21] » implantés dans chaque commune de la Guadeloupe particulièrement en zone rurale. Dans ces établissements dotés d'une licence IV, le rhum était vendu en chopine[22] ou bien consommé directement sur place par les clients qu'on surnommait les « *romiers ; rhumiers* » pour signifier qu'on les retrouvait souvent attablés autour d'une bouteille. Omniprésente dans les *boutiques* de quartier, la boisson accompagnait

---

[19] C.Schnakenbourg, « Plus de 500.000 Indiens ont émigré vers la Caraïbe au XIXe siècle pour travailler sur les plantations sucrières. » L'immigration indienne en Guadeloupe (1848-1923) : histoire d'un flux migratoire, 2005

[20] Selon Wikipédia : « Le rhum de Guadeloupe fait partie de ces institutions culturelles liées à la culture créole guadeloupéenne profonde, depuis les premières plantations de canne à sucre. »

[21] Lolos ou boutiques : petits commerces et débit de boissons de proximité qui vendaient un peu de tout à crédit

[22] Mesure de capacité pour des liquides

également les chants de travail, pareils aux « *worksongs*[23]» américains, lors des « *kumbit*[24] » agricoles. Le rhum était censé donner aux agriculteurs plus de force et d'entrain au labeur. Aujourd'hui, il ne reste que quelques traces de ces pratiques collectives à travers la construction de maisons individuelles (« *Kaz a koud main* : maison coup de main ») ou encore la réalisation de jardins agricoles. Le rhum est également très prisé lors des veillées mortuaires car dans les représentations sociales, il reste lié à tout ce qui relève du monde des esprits et de l'au-delà. Avant d'ouvrir une bouteille ou de boire un verre, le buveur de rhum dit haut et fort, comme s'il voulait s'adresser aux morts : « *sal boison, gaz a aleman la*[25]». Il doit également verser sur le sol un peu du liquide sacré pour rendre hommage aux esprits. Ces libations, très présentes dans les cérémonies magico religieuses et surtout dans les veillées mortuaires, avaient pour fonction de préserver la communauté d'éventuelles représailles de l'âme du mort. Le rhum (*guildive*[26]*ou le « tue le diable »*) se consommait au rythme du « *gwo-ka* » et du « *boulagèl*[27] » dont les chants devaient rendre hommage à la mémoire du disparu. Il devait couler à flots durant toute la nuit pour accompagner le défunt vers l'au-delà. Le *gwo-ka* et le rhum étaient donc deux éléments perçus comme légitimes car ils jouaient un rôle dans la socialisation des groupes en procédant à l'articulation du monde des vivants et des morts.

Les veillées funèbres se déroulent aujourd'hui rarement à domicile car le risque est d'être verbalisé pour tapage nocturne. Désormais elles ont lieu dans des funérariums où les codes culturels se plient aux exigences de la modernité et les CD de musique, les écrans diffusant

---

[23] Chant de travail : chanson chantée a cappella par des hommes ou des femmes de la campagne

[24] Koumbit est dérivé du mot konbit, issu du créole haïtien, qui signifie « regroupement de personnes pour une cause, un but commun ».

[25] « Sale boisson, gaz des Allemands » : signifie que le rhum est dangereux pour la santé comme le gaz de l'ennemi lors de la Seconde Guerre mondiale

[26] « Guildive est une francisation phonétique de l'anglais killdevil (« *tue diable* »). Le Kill Devil, est le premier nom donné aux alcools de canne à sucre dans les Antilles britanniques. »

[27] Bouladjèl (parfois aussi Boulagèl ou Bannjogita) : technique de percussion vocale pratiquée en Guadeloupe. Il consiste en une superposition polyrythmique de vocalisations percussives (sons de gorge, onomatopées, halètements) et de coups de main exécutés en accompagnement de certaines formes de chant traditionnel, principalement des chants de deuil et de veillées funèbres.

des photos ou des vidéos du mort ont remplacé le *gwo-ka* et le *boulagèl*. Le whisky ou la despé[28] se chargent quant à eux de rendre le rhum plus discret.

Le rhum demeure cependant encore le produit phare du terroir même s'il n'a pas été épargné par les changements de goût et les stratégies de distinction. « *Bwè rom, cébitin a vié neg » signifie que* boire du rhum est une pratique qui appartient aux Noirs sans éducation, en marge de la bonne société. La boisson ici renvoie aux pauvres, aux gueux et aux dominés, à ceux qui n'ont pas suffisamment de capital économique pour se payer des breuvages raffinés, prestigieux et chers. Tantôt fierté patrimonial, tantôt eau de vie de la honte, le rhum véhicule désormais une certaine ambivalence. Il n'est pas rare d'entendre lors d'un interrogatoire médical, un patient alcoolo-dépendant répondre par la négative à la question : « *buvez-vous ?* » Boire est associé au rhum et non à la consommation par exemple de whisky socialement mieux accepté et perçu comme moins nocif pour la santé.

L'appétence pour les boissons plus prestigieuses comme le champagne ou le cognac s'est développée de manière presque exponentielle ces dernières décennies et a pris une place grandissante au sein des foyers antillais. On « *pète* » ou encore on sabre le champagne en toutes occasions. La fête ou tout événement anodin devient prétexte pour ouvrir une « bouteille de bulles[29] ». Ce phénomène ne demeure pas l'apanage des seules classes aisées puisque la consommation ostentatoire[30] de champagne se retrouve dans toutes les catégories sociales mêmes les plus défavorisées. Le prix et la marque servent de variables arbitrant toute une économie de la distinction[31].

---

[28] Desperados : marque de bière d'origine alsacienne appartenant au groupe Heineken

[29] « Les statistiques n'en démordent pas : proportionnellement, la Guadeloupe et la Martinique restent en tête des plus gros consommateurs de champagne (...) avec une consommation qui a avoisiné en 2016 ,(...) l'équivalent de 3 bouteilles par personne. » https://la1ere.francetvinfo.fr/guadeloupe/guadeloupeens-martiniquais-tete-du-palmares-buveurs-champagne-545519.html, décembre 2017

[30] CfT. Veblen, « la consommation ostentatoire est une consommation destinée soit mettre en évidence un statut social ou un mode de vie, ou à faire croire aux autres que l'on possède ce statut social ou mode de vie »

[31] P.Bourdieu, La Distinction, critique sociale du jugement, Ed. de Minuit, 1979

Boire est un acte social qui s'inscrit dans un champ délimité par deux pôles : d'un côté le buveur de rhum invétéré et de l'autre le consommateur de champagne. Entre ces deux extrêmes, s'articule un continuum de jeux de forces sociales où les individus, par leur choix de consommation, disent qui ils sont ou qui ils voudraient être. Avec le rhum vieux, vieilli dans des fûts issus de vignobles français de grande notoriété et de grand prestige, les planteurs, avec l'appui des publicitaires, ont su trouver de nouvelles stratégies pour relancer la consommation de rhum et en faire un produit de luxe. Le marketing permet d'agir sur les goûts et les styles de vie et a su offrir une image plus éblouissante de la boisson.

De nouveaux enjeux

La canne à sucre et le rhum nourrissent les représentations sociales qui guident la communauté béké[32] aux Antilles. Ces représentations font référence à toute une symbolique qui glorifie le mérite, le labeur et le courage, autant d'éléments tirés du roman historique et ancestral écrit par les premiers colons des îles. Ces derniers ont surmonté de nombreux obstacles pour s'inventer et bâtir une vie dans le Nouveau Monde à l'instar des pionniers du Far West américain. Un artiste antillais[33] relate d'ailleurs dans une chanson cet exil et rappelle que les békés sont : « *Partis du nord de Bretagne ou d'ailleurs, ils ont débarqué-à Cuba, jeté l'ancre à Antigua. Sur les terres de Madinina, ils ont planté du tabac. Qu'ils s'appellent Yann ou Loïc, ils ont trouvé leur Amérique. Partis chercher un avenir meilleur (...) Il fallait beaucoup de folie pour chercher d'autres paradis, et c'est en bâtissant des villes qu'ils ont oublié l'exil* ». La culture de la canne et la fabrication du rhum ont été un socle sur lequel s'est bâtie et développée toute une économie. Les descendants de ces premiers colons sont aujourd'hui à la tête de nombreuses entreprises qui se déclinent de l'import/export, à l'agroalimentaire en passant par les concessions automobiles et la gestion de grandes surfaces. Au gré des transformations économiques, les békés ont su se diversifier mais ils ont veillé à ne pas tuer la poule aux œufs d'or que représente encore

[32] Aux Antilles françaises, un béké est un blanc créole descendant des premiers colons européens.

[33] Philippe Lavil : De Bretagne ou D'ailleurs (1990)

l'exploitation de la canne, de la banane et la fabrication du rhum. Celle-ci est d'ailleurs de plus en plus valorisée par ces chefs d'entreprise qui sont les seuls aux Antilles à avoir obtenu, en 1996, l'AOC (Appellation d'Origine Contrôlée) pour leur rhum. Graal économique en matière de développement et d'augmentation des ventes, l'AOC est un gage de qualité qui couronne un savoir-faire en lien étroit avec un terroir et un patrimoine.

L'histoire glorieuse de la canne et du rhum est toutefois secouée de tumultes et de conflits sociaux sur fond de décor identitaire. Dès leur origine, les sociétés créoles se sont structurées sur l'appartenance ethnique. Une anthropologue[34] souligne : « *Il s'est formée en Martinique une stratification « socio-raciale » propre aux sociétés post-esclavagistes. Cette stratification se caractérise par l'hypostase des relations sociales en relations raciales (Giraud*[35]*, 1979) et repose sur un système idéologique global qui tire son origine des débuts de la colonisation* ». Cette stratification sociale fondée sur la « race » est une réalité sociale qui permet d'expliquer par exemple des événements comme le massacre de la Saint-Valentin[36] en 1952 au Moule. Les forces de l'ordre n'ont pas hésité à tirer sur les grévistes de l'usine sucrière Gardel qui manifestaient pour revendiquer la hausse de leur salaire. Autre exemple qui a fait date, la grève de 2010 qui a paralysé l'île pendant 44 jours avec à la tête de la contestation, le syndicaliste guadeloupéen Élie Domota, porte-parole du « *LiyannajKontPwofitasyon* » ou LKP, mouvement dénonçant la vie chère. Là encore, la manifestation s'est déroulée sur fond de conflit identitaire avec des békés désignés comme des accapareurs et des profiteurs. Aujourd'hui encore, des conflits sociaux ont lieu à Marie-Galante au sujet de la canne et la fabrication du rhum. Les grévistes accusent la direction d'avoir saboté la chaudière de l'usine pour

---

[34] Ulrike Zander, La hiérarchie « socio-raciale » en Martinique Entre persistances postcoloniales et évolution vers un désir de vivre ensemble, revue Asylon(s), N°11, mai 2013, Quel colonialisme dans la France d'outre-mer ?, url de référence : http://www.reseau-terra.eu/article1288.html

[35] Michel Giraud, 1979, Races et classes à la Martinique : les relations sociales entre enfants de différentes couleurs à l'école, Paris : Anthropos, 361 p

[36] « Le 14 février 1952, au Moule, une grève est organisée par les ouvriers de l'usine Gardel pour une hausse de leurs salaires. Pour démanteler les barrages érigés par les grévistes, les CRS font usage de leurs armes. 4 personnes sont tuées et 14 autres blessées. » Guadeloupe La 1re, 15 février 2020

transférer l'activité dans un plus grand complexe situé en Guadeloupe[37].

Le soupçon a souvent plané sur les actions des propriétaires et des dirigeants de la filière canne-sucre-rhum dont le lobbying actif a tissé des liens privilégiés avec l'Elysée et l'Assemblée nationale. Ils ont fourbi leurs armes en s'inspirant des tactiques d'influence du lobby alcoolier métropolitain, l'un des plus puissants de l'Hexagone qui a lui-même tiré son expérience des lobbies du tabac. Les associations écologistes d'outre-mer ont pu mettre au jour la capacité d'influence des groupes locaux de pression à l'occasion du scandale du chlordécone, pesticide extrêmement dangereux pour l'homme et l'environnement dont l'utilisation a été interdite en métropole en 1990. Sous la pression du lobby des planteurs, le pesticide sera utilisé dans les bananeraies guadeloupéennes et martiniquaises bien au-delà de 1990. Le chlordécone a sciemment été utilisé alors que toutes les études montraient qu'elle était hautement toxique pour les sols et les humains. Des dispositions ont été prises en 1993 pour interdire sa vente et son utilisation. Mais il semble que l'insecticide organochloré ne soit que l'arbre qui cache la forêt. D'autres produits phytosanitaires utilisés dans la culture de la canne, comme l'asulox[38] - désherbant permettant de limiter la pousse de mauvaises herbes préjudiciables au développement de la canne - sont tout aussi dangereux. Des voix s'élèvent en Guadeloupe et en Martinique mettant en garde la population afin d'éviter que le scandale sanitaire du chlordécone ne se reproduise au sein de la filière canne-sucre-rhum. Le consommateur

---

[37] « Un Conseil d'Administration (CA) extraordinaire de La Sucrerie Rhumerie de Marie-Galante (SA SRMG) s'est tenu le 22 avril suite à une importante casse sur la chaudière, qui a mis un terme à la campagne sucrière 2021, deux jours seulement après son lancement. » https://www.iedom.fr/guadeloupe/actualites/la-lettre-de-l-iedom/avril-2021/actualites-economiques-locales/article/accident-industriel-et-campagne-sucriere-2021-de-marie-galante-avortee

[38] Asulox, un pesticide aussi dangereux que le chlordécone ? « Chaque année depuis 2012, une dérogation est accordée aux planteurs par l'Europe. Les marins-pêcheurs ont été les premiers à tirer la sonnette d'alarme.

Désormais, le député Jean-Philippe Nilor entend s'opposer à de nouvelles dérogations pour l'Asulox en Martinique. Il va jusqu'à parler de "génocide par empoisonnement" ». Martinique 1re, mars 2017
https://la1ere.francetvinfo.fr/martinique/asulox-pesticide-dangereux-que-chlordecone-561055.html

n'est pas à l'abri d'un effet cocktail puisque tous ces pesticides se retrouvent dans le sucre et le rhum et dans toute la chaîne alimentaire.

Les planteurs évitent de mettre en avant ces problèmes qui entachent l'image du produit et préfèrent communiquer, surtout auprès des jeunes, sur une image du rhum et de l'ivresse décomplexée. Des personnalités sont sollicitées comme Joey Starr, le rappeur d'origine antillaise. En visite aux Antilles pour tourner une série documentaire sur le rhum, « *La route de la soif* », titre faisant écho à la non moins célèbre course transatlantique : *La route du rhum*, le chanteur a vanté les mérites de cet alcool qu'il boit blanc et pur[39]. Son voyage symbolise certainement un retour aux sources mais sa visite des îles ressemble aussi à une opération marketing rondement menée en faveur du rhum : « *On peut aimer l'ivresse et être digne !* », clame Joey Starr. Ce type d'opération n'est pas nouveau et a également été mis en œuvre pour restaurer l'image de la culture bananière. Les planteurs n'ont pas hésité à faire appel à de célèbres sportifs antillais[40]. L'objectif est de renvoyer au consommateur l'image d'une économie soucieuse du respect des valeurs culturelles et morales. Médecins et addictologues tirent pourtant la sonnette d'alarme et mettent en garde contre ces stratégies abusives du marketing. « *Présenter l'alcool uniquement sous un angle culturel permet de créer une norme sociale autour de la consommation d'alcool. Pour la France, il s'agit du vin, ou du rhum dans les Dom*[41]... »

Les planteurs se démènent et font flèche de tout bois pour maintenir la filière canne-sucre-rhum florissante. Force est de constater cependant que cette activité est, dans les faits, sous cloche ou encore sous perfusion. Le travail infructueux des exploitations sucrières est un secret de polichinelle. Le coût de la main-d'œuvre est trop élevé par rapport à celui des autres pays producteurs. Les usines

---

[39] J. Starr : "Le rhum, je le bois blanc et pur" https://www.europe1.fr/societe/la-degustation-de-rhum-de-joey-starr-3989740

[40] « Le président de leur groupement, Eric De Lucy, fait appel à l'image de 4 sportifs d'origine antillaise (...) Laura Flessel, (...) Christine Arron, (...) Monfils (...) et Nicolas Anelka » article de L. David, *Chlordécone : Avec la complicité de l'Etat et des politiques*, fev 2018, Mediapart, https://blogs.mediapart.fr/lisadavid/blog/250218/chlordecone-avec-la-complicite-de-letat-et-des-politiques

[41] B. Basset, A. Rigaud, Le lobby de l'alcool contre la santé in Alcoologie et Addictologie 2016 ; 38 (1) p. 7-20

sucrières ultramarines sont de plus en plus en difficulté face à la concurrence et la surproduction mondiale de sucre. Économie désuète et moribonde appartenant au passé, la filière se maintient et pas uniquement du seul fait des planteurs car les travailleurs eux-mêmes ne souhaitent pas voir disparaître leurs outils de travail et du même coup leurs emplois, si précieux dans une île où le chômage est plus qu'endémique. Les syndicats des travailleurs de la canne, les propriétaires de plantations, d'usine et de distillerie, les politiques de tous bords et la population générale voient les 13 millions[42] de subventions européennes versées chaque année comme une bouée de sauvetage nécessaire au à la stabilité économique et sociale aux Antilles.

L'exemple du rhum aux Antilles, à la croisée de multiples champs : économique, social, politique et culturel, en dit long sur les défis auxquels se confronte l'addictologie. Des hypothèses de pensée doivent être envisagées pour mieux prendre la mesure de ces nouveaux enjeux. Nous avons vu l'efficience du groupe de pression des alcooliers qui semble toujours avoir une ou deux longueurs d'avance sur les soignants et les acteurs de la prévention. Un peu à l'image du dopage dans le sport de haut niveau où certains champions, avec l'appui indirect ou direct des laboratoires, des médias et des Etats, usent de substances illicites non détectables au contrôle antidopage pour gagner coûte que coûte et quoi qu'il en coûte.

Ancré dans la culture française, l'alcool reste une cause importante de mortalité et de morbidité en France. La volonté de développer une politique de santé publique efficace contre l'alcool se heurte systématiquement aux très puissants lobbys du vin et des spiritueux. Pourtant les chiffres sont têtus : et ramènent sans cesse à la dure réalité des dommages entraînés par l'alcool. Sa consommation est responsable d'environ 41 000 décès par an, selon une estimation de Santé publique[43]. Après le tabac, l'alcool est la seconde cause de mortalité évitable, avec 7 % du nombre total de décès en 2015, selon l'étude publiée dans le bulletin épidémiologique hebdomadaire (BEH)

---

[42] « *Guadeloupe : la canne à sucre dépendante des subventions européennes* », 13 mai 2019 France info, https://www.francetvinfo.fr/economie/emploi/guadeloupe-la-canne-a-sucre-dependante-des-subventions-europeennes_3441993.html

[43] Consommation d'alcool en France : où en sont les Français ? 2020 ; https://www.santepubliquefrance.fr/les-actualites/2020/consommation-d-alcool-en-france-ou-en-sont-les-francais

de l'organisme Santé Publique France. Les recherches en psychologie sociale montrent que les individus éprouvent en grande majorité une certaine aversion au changement. La tendance va plutôt pencher pour la stabilité et le *statu quo* face à une situation à laquelle on s'est habituée en dépit des répercussions négatives avérées qu'elle a sur la société. Les individus ne sont pas dupes et sont conscients des ravages que peut engendrer l'alcool mais ils finissent par s'accommoder à la situation pour se conformer aux normes établies. C'est encore plus vrai aux Antilles où la capacité à s'adapter semble presque infinie. Celle-ci tire peut-être sa force des problèmes récurrents auxquels les Antillais doivent faire face : catastrophes naturelles (cyclones et tremblement de terre), catastrophes écologiques (chlordécone, sargasses...) chômage endémique, mouvements sociaux, délinquance... Les problèmes que posent le rhum et l'alcool semblent en général de l'ordre de l'acceptable pour la population dans la balance des bénéfices/risques. Elle reste persuadée que le rhum est un élément culturel incontournable et grand pourvoyeur d'emplois. Les mesures de prévention et de santé publique apparaissent dans ce contexte comme un frein au développement économique.

Repenser la prévention

Quelles perspectives seraient susceptibles de faire bouger les choses ? L'addictologie aux Antilles au-delà de la prise en charge des patients doit se focaliser en amont des problèmes de dépendances alcooliques en se dotant d'un meilleur système de prévention auprès des plus jeunes. Il est impératif de s'adresser aux nouvelles générations plus enclines à faire preuve de souplesse devant le changement des mentalités et des comportements. Les problèmes causés par l'alcool ne doivent plus être considérés comme des effets secondaires ou comme le prix à payer pour maintenir la croissance économique antillaise. Très concrètement, il faut, un peu à l'image de certaines actions anti-tabac, développer des stratégies pour promouvoir de nouvelles pratiques et les faire apparaître comme naturelles et inévitables. Avant 2007, il semblait impensable d'imaginer de ne plus avoir le droit de fumer dans un espace public. Les propriétaires de bistrots et de restaurants par exemple poussaient des cris d'orfraie en vilipendant une nouvelle loi sur le tabac qui allait les conduire droit à la faillite. Aujourd'hui ce qui était considéré comme insurmontable hier est accepté par la grande majorité de la population qui considère que s'abstenir de fumer au sein de l'espace public est un comportement normal et naturel. Le but visé n'est pas d'arriver à la prohibition de l'alcool qui ne ferait d'ailleurs qu'aggraver la situation mais plutôt d'en rendre l'accès aux Antilles et ailleurs moins facile. Véritable caravansérail sur les routes de Guadeloupe et de la Martinique, de nombreuses stations-service[44] vendent de l'alcool, ce qui peut représenter plus de 40 % de leur chiffre d'affaires. Ces spots de vente très prisés par les jeunes qui peuvent se réunir et se ravitailler facilement, doivent être une cible en matière de prévention des addictions aux Antilles et surtout celle liée à l'alcool.

La prévention doit aussi viser certains acteurs économiques en situation de monopole. Des efforts doivent être consentis concernant l'augmentation du prix du rhum et des alcools. Une telle mesure contribuerait à faire baisser la consommation chez les adultes et surtout chez les jeunes. Selon un chercheur américain de l'université de Floride, plus le coût des boissons alcoolisées est élevé, plus la consommation diminue. L'ensemble des recherches scientifiques démontrent que l'augmentation des prix sur les alcools a un effet nettement plus efficace que les autres programmes de prévention. Les politiques de santé publique qui taxent fortement l'alcool s'avèrent être un moyen très efficace pour réduire la consommation de boissons alcoolisées.

Quelques cas d'addictions aux Antilles
Trois cas de substance psychoactive : alcool

Cas 1 - Monsieur Rouzo, une problématique transgénérationnelle

Monsieur Rouzo fréquente le CMP depuis une dizaine d'années. C'est un patient bien connu de l'équipe soignante. Grâce à une alliance thérapeutique efficace, l'observance du traitement est bonne, le patient est bien stabilisé et ne pose pas de problèmes particuliers. Suivi pour des troubles anxio-dépressifs, il vient une fois par semestre

---

[44] « Loi du 22 juillet 2008, interdit la vente d'alcool dans les points de vente de carburant mais beaucoup de stations-service ne respecteraient pas cette interdiction » cf. Eurojuris.fr

en consultation voir son psychiatre. Un jour, il est amené aux urgences par la police, arrêté parce qu'il était fortement alcoolisé et déambulait sur la voie publique à Pointe-à-Pitre, vociférant et s'en prenant parfois de manière très brutale voire violente aux badauds. Monsieur Rouzo tenait des propos incohérents, mégalomaniaques, présentait une opposition radicale, une impulsivité et un trouble du contact avec méfiance. Il a refusé de donner son identité aux policiers qui l'ont menotté et conduit immédiatement aux urgences psychiatriques du CHU de Pointe-à-Pitre.

Le médecin de garde ainsi que l'équipe soignante reconnaissent le patient bien que sa dernière hospitalisation moins bruyante remonte à quelques années. Le CMP de Monsieur Rouzo en est tout de suite informé et s'étonne de ce brusque changement de comportement. Le patient a 75 ans et est veuf depuis plus de 15 ans. Sa femme est décédée lors d'un tragique accident sur la voie publique. Plus jeune que lui, elle avait 50 ans. Très active et sportive, elle était passionnée par la marche et surtout les randonnées hebdomadaires en forêt que son club organisait chaque week-end. Mme Rouzo avait l'habitude de se lever tous les jours à cinq heures du matin pour faire de l'exercice afin de bien se préparer pour la marche dominicale avec son club. Un samedi de mai 2005, la quinquagénaire a été fauchée par un jeune automobiliste qui, sous l'emprise de l'alcool et du cannabis, a perdu le contrôle de sa voiture. De ce samedi fatal, Monsieur Rouzo ne s'est jamais vraiment remis.

Monsieur Rouzo a trois filles et un garçon aîné. Toute la fratrie vit en Métropole. Ils ont quitté la Guadeloupe dans les années 80 juste après la fin de l'ère Bumidom[45] pour trouver un métier, fonder une famille et vivre dans de meilleures conditions. Depuis la mort de sa femme, le patient a eu tendance à s'isoler, préférant rester seul. Il n'allait plus rendre visite à ses proches, son frère ou sa sœur qui pourtant, pareils aux membres d'une même tribu, habitaient tous regroupés sur le même terrain familial en indivision depuis de nombreuses générations. Monsieur est orphelin et a perdu sa mère quelques jours après l'accouchement. Issu d'une grande famille des

[45] Le Bureau pour le développement des migrations dans les départements d'outre-mer, ou Bumidom, fut un organisme public français chargé d'accompagner l'émigration des habitants des départements d'outre-mer vers la France métropolitaine entre 1963 et 1981.

Grands-Fonds ruraux de la Grande-Terre, le patient a été élevé par sa grand-mère maternelle. Le père de Rouzo ne s'est guère soucié de cet enfant qui, selon lui, était la cause de tous ses déboires. D'ailleurs, le patient n'a connu l'identité de son père qu'à l'âge de 12 ans. Ce père était devenu un sujet tabou et personne dans la famille n'osait en parler. Après la disparition de sa femme, il avait voulu tirer un trait sur son passé et refaire en vain sa vie. Pour calmer ses douleurs psychologiques, il s'est réfugié dans l'alcool, surtout le rhum qui avait le pouvoir d'anesthésier ses souffrances et ses angoisses. Tout le monde le connaissait dans le quartier, surtout la patronne du "*lolo*[46]" qui le voyait chaque jour absorber plusieurs chopines de tafia, en n'omettant jamais de rincer son verre avec un fond d'alcool qu'il répandait sur le sol pour rendre hommage à ses ancêtres, puis déambuler dans la rue principale en chantant à tue-tête la célèbre chanson de David Martial : *« rhum la mankémandé'wpadon aye, aye !, Si jodijou ou patwjémwencépafotvou*[47] *»*.

Avant 12 ans, Rouzo ne savait rien de tout cela. Avec ses camarades de classe, c'était même devenu un jeu de caillasser et de se moquer de l'ivrogne qu'il croisait à la sortie de l'école. Cette année-là, un de ses copains lui révéla que l'ivrogne dont il s'amusait tant était son père. Le choc fut rude et l'enfant sombra très vite dans une dépression prise en charge tardivement à la fin de son adolescence. Pareil au fameux homard de Dolto sans carapace pendant la mue, il affronta les dangers de l'adolescence. Le rhum a été, tout comme pour son ivrogne de père, sa planche de salut.

L'anamnèse nous révèle qu'il le restera tout le long de sa vie, de son enfance à sa vie d'aujourd'hui.

Avant son décès, sa femme qui savait qu'il buvait, souvent de manière inconsidérée, trouvait des excuses à son penchant pour l'alcool. Les soignants de l'hôpital qui le prenaient en charge dans les moments critiques, expliquaient que cette addiction relevait peut-être du transgénérationnel et semblait reposer sur une problématique familiale ancestrale.

---

[46] Boutique, commerce

[47] *« Rhum la mankémandé'wpadon aye, aye !; si jodijou ou patjwémwen-cépafotvou » : « Le rhum a failli me demander pardon aïe,aïe ; Ce n'est point ta faute, si tu ne me tue pas aujourd'hui »*

À 75 ans, une nouvelle fois, il a recours à sa béquille. Lors de l'entretien infirmier, il explique que son fils aîné qui vit en banlieue parisienne, venait de quitter précipitamment le domicile familial, sa femme et ses enfants pour vivre dans un foyer d'accueil. Agent de fabrication automobile à Flins-sur-Seine pendant une vingtaine d'années, il était sans emploi depuis plus d'un an et n'arrivait pas à rebondir. Monsieur Rouzo confie avoir été très affecté d'apprendre que son fils était devenu un alcoolique invétéré comme son père et son grand-père.

Il reconnaît que son suivi au CMP et au CSAPA-COREDAF[48] l'avait stabilisé mais que la déchéance de son fils en Métropole a été la goutte qui a fait déborder le vase. Il lâche : *« Avec tout ce que j'ai vécu, j'ai l'impression qu'on ne peut plus rien faire pour moi et que seul le rhum me donne un soulagement. J'ai donc recommencé à me saouler »*

Cas 2 - Purjia, vaincre une timidité excessive

Purjia est un adolescent qui a toujours été réservé et timide. Il a été suivi pendant quelque temps au CAMSP[49] puis au CMPP[50] pour un TDA (Trouble du déficit de l'attention). Les symptômes qu'il présentait étaient plutôt légers même s'il avait du mal à se concentrer à l'école et éprouvait des difficultés à maintenir de manière prolongée son attention. L'adolescent n'a jamais vraiment aimé le système scolaire. Du primaire au collège, il a accumulé de nombreuses lacunes et n'arrivait pas à très bien à saisir ce que les profs attendaient de lui.

Très introverti, il échangeait très peu avec ses camarades de classe. Pour vaincre sa timidité, il avait mis en place une stratégie. Juste avant les cours au collège, il s'alcoolisait et si ce n'était pas suffisant pour tenir le coup, il avait sa flasque de secours rempli de rhum au fond de son sac d'écolier, sans oublier ses boules de guimauves à la fraise et des bonbons mentholés pour masquer l'haleine éthylique.

---

[48] Csapa-Coredaf (Centres de soins, d'accompagnement et de prévention en addictologie-Comité de Réflexions, de Recherches D'Action et de Formation en vue de la prévention de déviances psychosociales)

[49] Centre d'action médico-sociale précoce

[50] Centre médico-psycho-pédagogique

Purjia a aujourd'hui 20 ans, il a quitté l'école et travaille sur la propriété familiale. Il est le benjamin d'une fratrie de sept enfants d'origine indienne[51] et vit dans une section rurale située au nord de la Grande-Terre. Son père et sa mère sont maraîchers et cultivent leurs terres depuis de nombreuses générations. Son aïeul maternel a fait partie des 599 engagés Indiens, convoyés le 30 janvier 1889 en Guadeloupe par le dernier bateau à vapeur le « Nantes–Bordeaux » qui mettait fin au flux migratoire des travailleurs indiens. Et, son grand-père maternel a pu bénéficier, dans les années 1970, de terres octroyées par l'Etat, après la réduction des surfaces agricoles plantées en cannes et la fermeture de plusieurs usines. Être propriétaires terriens de plus de 12 hectares de terres agricoles représentait pour l'ensemble des descendants de sa famille une revanche sur la misère que leurs ancêtres avaient connue dans les plaines du Gange et sur leur importation dans les îles coloniales dans la deuxième moitié du XIXe siècle.

Purjia avait été adressé au CMP par un confrère du Coredaf[52] qui souhaitait que la prise en charge se fasse en équipe. Après plusieurs synthèses cliniques, il avait été décidé que l'équipe d'addictologie se concentrerait sur le versant médical et sur l'observance des traitements prescrits, la responsabilité de l'autre versant, plus psychologique de la prise en charge, incombant au CMP.

Dès les premières séances en psychothérapie, le patient avoue sans détours que l'alcool est très important pour lui et qu'il tient une très grande place dans sa vie. C'est lui qui verbalise : *« Monsieur, si j'ai pas ma dose tous les jours, je me sens nul et incapable d'aller vers les autres. Le rhum me donne la sensation d'être cool et d'affronter les gens. Je bois pour calmer mes tumultes intérieurs, parce que j'ai toujours eu peur du monde »*.

---

[51] Schnakenbourg C. L'immigration indienne en Guadeloupe (1848-1923), histoire d'un flux migratoire : « Plus de 500.000 Indiens ont émigré vers la Caraïbe au XIXe siècle pour travailler sur les plantations sucrières. Parmi eux, 43.000 sont arrivés en Guadeloupe. Les deux tiers provenaient du pays tamoul par Pondichéry et les autres de la plaine du Gange par Calcutta. Le voyage durait trois mois. » https://www.histoire-immigration.fr/opac/40399/show

[52] Comité de Réflexions, de Recherches D'Action et de Formation en vue de la prévention de déviances psychosociales

Même s'il était léger, son TDA n'a jamais été pris au sérieux. Ses parents ont toujours pensé que Purjia était lâche, paresseux et qu'il faisait son cinéma.

Le patient a eu très tôt une très basse estime de lui-même. Il reconnaît clairement avoir hérité d'une éducation dévalorisante et explique que face à leurs critiques et à leurs moqueries avoir longtemps pensé qu'il avait été adopté et que sa famille n'était pas la sienne. C'est aujourd'hui un grand timide qui souffre d'anxiété sociale et qui raconte : « *J'ai du mal à sortir de chez moi. Je peux rester plusieurs jours enfermé dans ma chambre. Je n'ai pas vraiment d'amis et je n'ai pas une petite copine comme tous les garçons de mon âge car je suis pétrifié à l'idée de parler à une fille. Je suis une nuisance !* ». Purjia a le sentiment qu'il n'est pas en mesure d'affronter les autres et plus précisément le regard d'autrui et a toujours l'impression d'être jugé. Ces croyances génèrent chez lui de fortes tensions intérieures et une très grande gêne lorsqu'on s'adresse à lui.

Les parents de Purjia ont fini par l'accompagner chez le médecin de famille qui lui a prescrit un traitement. Mais il l'a arrêté car sa mère, ayant lu les effets secondaires, a décrété que ces pilules le rendraient tèbè[53]. Purjia n'allait pas mieux et buvait en cachette. Son père, adepte du magico-religieux, décida d'organiser une grande cérémonie pour solliciter les faveurs de « *Mariémin, la « Mère secourable* [54]». En vain, rien n'améliorait la santé du jeune homme, pas même les dix cabris sacrifiés lors de la fête sacrée pour obtenir les « *protègements* » nécessaires.

S'il a gardé beaucoup de respect pour les croyances de sa communauté, le patient dit accorder peu de crédit à ces pratiques traditionnelles qui n'avaient rien changé à sa vie désespérément jalonnée de souvenirs tristes et pitoyables et d'échecs : l'examen de conduite au permis qui avait déclenché chez lui une anxiété

---

[53] « Fou ». Geneviève Francius, Le tèbè de Guadeloupe, Représentations et interprétations d'une perturbation mentale. L'Harmattan, Paris 2012

[54] « Mariémin, déesse vénérée en Inde du Sud sous le nom tamoul de Mariamman ou plus justement Mari-Amma, que l'on peut traduire par «Mère secourable», et qui est devenue la divinité majeure de l'hindouisme créole (...) elle est sollicitée par les Indiens antillais pour le «*protègement*» préventif et curatif des maladies éruptives en général ainsi que pour des demandes de grâce, de chance, et pour les promesses de vœux ». https://www.lafleurcurieuse.fr/culture/les-divinites-tamouls-creole/

invalidante ; l'entretien d'embauche pour occuper un poste de manutentionnaire où il était resté mutique ; son incapacité à exprimer son mécontentement lorsqu'on lui servait un bokit[55] mal cuit...

Tout au long des entretiens, même s'il reconnaissait spontanément son usage, Purjia a toujours eu tendance à minimiser l'effet délétère de l'alcool, préférant mettre en avant sa timidité pathologique qui le rendait complètement dépressif. Comme l'affirme Catherine Molitor, « *dans son contact avec le soignant, le patient présentant un trouble lié à l'usage d'alcool met souvent à l'avant-plan sa dépression, qu'il décrit comme étant à l'origine de son trouble, sa consommation excessive n'étant pour lui qu'une tentative de répondre à ses affects négatifs*[56] »

Cas 3 - Le mal-être de Man H.

Man H. est considéré comme une femme *potomitan*[57] dans son quartier. Elle est très grande, près de 1,80 m. Forte et musclée, cette femme a travaillé toute sa vie pour élever seule ses enfants, tous nés de différents pères. Elle a 45 ans, célibataire, elle ne travaille plus. Plus jeune, elle a suivi une formation de jardinier paysagiste à la mission locale mais elle n'a jamais voulu exercer ce métier, préférant multiplier les petits boulots. Elle les a presque tous faits : de peintre en bâtiment, à femme de ménage en passant par marchande ambulante de bokits[58] et de sorbets au coco.

Man H. est venue au CMP à la mi-mai 2020, juste après la fin du confinement. Lors du premier entretien infirmier, elle précise qu'elle a fait cette démarche à la demande son médecin qui lui a conseillé de voir un psychiatre du CMP. Elle dit se sentir triste en permanence depuis de nombreuses années. Le confinement a amplifié son mal-

[55] Sandwich guadeloupéen : pain frit puis garni de morue, de poulet, de jambon, fromage, crudités

[56] Catherine Molitor et al. ; Annales Médico-psychologiques, revue psychiatrique. Volume 176, Issue 8, October 2018, Pages 813-818

[57] Potomitan (poteau du milieu) est une expression créole antillo-guyanaise. Désigne le poteau central dans le temple vaudou, l'oufo. L'expression peut aussi servir à désigner le « soutien familial », généralement la mère (la mère « courage » de famille)

[58] Sandwich guadeloupéen : pain frit puis garni de morue, de poulet, de jambon, fromage, crudités

être. Son médecin traitant lui avait déjà prescrit des antidépresseurs mais elle a refusé de les prendre, convaincue que les cachets la rendraient complètement amorphe. La soignante qui a accueilli Man H. a fixé un rendez-vous avec le psychiatre de la structure qui a décelé une addiction sous-jacente en plus des symptômes anxio-dépressifs. La patiente s'était fait violence car elle s'était promis de ne jamais consulter un psychiatre de peur d'être prise pour folle. « *Je viens vous voir mais je ne suis pas tèbè* », répétait-elle.

Grâce à une bonne alliance thérapeutique, l'équipe soignante a réussi à la convaincre de s'inscrire à un groupe de parole des alcooliques anonymes. Cela lui convenait parfaitement de rencontrer des gens ayant les mêmes problèmes en dehors du cadre de la psychiatrie. Elle a aussi accepté une prise en charge psychothérapeutique.

Man H vient en consultation tous les quinze jours. Le début des séances laisse augurer un très bon pronostic. Elle veut « *vider son sac* », dire par exemple que son problème d'alcool ne date pas d'hier mais remonte à sa première grossesse.

Man H a cinq enfants, l'aîné de la fratrie est un garçon de 27 ans qui est allé vivre en métropole pour se former et y travailler. Il est infirmier dans un hôpital de la banlieue parisienne. Mme parle très peu de ses autres enfants. Elle a trois filles de 25, 22 et 20 ans. Le benjamin est un adolescent de 15 ans qui est au lycée professionnel et rêve de devenir mécanicien. Elle parle surtout de l'aîné et des sentiments très ambivalents qu'elle éprouve. « *Tantôt je l'aime beaucoup comme une maman, tantôt sa présence m'irrite et me pousse à le rejeter* », confie-t-elle. « *Ce fils, je l'ai eu à 18 ans ; je ne l'ai jamais désiré. Je n'en voulais pas car j'étais consciente que je n'étais pas assez mûre pour élever un enfant et surtout seule.* » Le père avait 25 ans et n'était pas prêt à être papa car il voulait vivre pleinement sa jeunesse et ne pas s'embarrasser d'un enfant qui l'empêcherait de sortir faire la fête avec ses copains. Il poussait Man H. à faire une IVG mais par conviction religieuse, elle a préféré garder l'enfant. À la naissance du bébé, le père a quitté Man H.

La patiente est issue d'une famille marie-galantaise très pauvre. Le père de Man H. travaillait en tant que saisonnier à la sucrerie de l'île et sa mère était femme de ménage. Elle ne mangeait pas toujours à sa faim car les petits salaires des parents ne suffisaient pas toujours pour nourrir toutes les bouches et entretenir l'ensemble de la famille. Man H. a d'ailleurs, pendant une grande partie de son enfance, été confiée à sa grand-mère maternelle qui l'a élevée.

À la mort du père, elle découvre que sa mère est une femme battue. C'est elle-même qui l'apprend à sa fille. Elle n'avait jamais osé en parler à sa propre famille car elle en avait honte. Tout le monde soupçonnait qu'elle était une maltraitée mais personne n'osait le dire. Parfois elle avait des ecchymoses aux bras et au visage. Lorsqu'on l'interrogeait sur l'origine de ses bleus, elle répondait qu'elle avait fait une mauvaise chute. Soumise à son mari violent, la mère de la patiente vivait en permanence dans la peur. Malgré toutes ces injustices, elle est restée fidèle à son mari. Le divorce à son époque était très mal vu. L'alcool lui a permis de tenir. Le rhum l'aidait à faire face à toutes les maltraitances. Pour ne pas ressentir la douleur des coups de manche à balai que son mari lui infligeait, elle prenait une grande rasade d'alcool et se tenait prête à recevoir sa punition. C'était souvent le samedi soir après les beuveries avec ses amis. À l'évocation de ces souvenirs, Man H est très touchée. Elle lâche : « *Ma mère m'a également avoué qu'elle se saoulait pendant sa grossesse. Elle se sent très coupable du comportement irresponsable qu'elle a pu avoir à mon égard quand j'étais dans son ventre.* »

Pleine de compassion, Man H. lors de la séance a d'elle-même fait le lien entre ses problèmes et ceux de sa maman. Elle comprenait plus clairement son penchant immodéré pour l'alcool et les causes de ces accès dépressifs. Son fils aîné de 27 ans n'a pas connu de syndrome fœtal comme sa mère. Man H a commencé à s'alcooliser qu'après l'accouchement de son bébé.

Aujourd'hui, la patiente est sobre et va mieux après une longue prise en charge. Elle échange beaucoup plus avec sa mère. Elle s'est rapprochée de son fils aîné et ne le rejette plus.

Cinq cas aux substances psychoactives : champignons, cannabis, cocaïne, crack, codéine, Tramadol

Cas 1 - Sly et les champignons magiques

Sly, 14 ans, 1,80 m, est grand et musclé. Il ne fait pas son âge. Sa famille est originaire de Saint-Martin, les îles du Nord de la Guadeloupe. Son père et sa mère sont venus s'installer en Guadeloupe proprement dite depuis une vingtaine d'années. Il est hospitalisé en pédiatrie, après une interpellation sur la voie publique aux abords de son collège pour des troubles du comportement avec exhibitionnisme (il enlève ses vêtements), des propos incohérents, mystiques, ainsi qu'une opposition et un trouble du contact avec méfiance. Le garçon a refusé de dire son nom et était incapable de justifier son identité. Ses parents ont été alertés par le responsable de son établissement. L'infirmière scolaire avait déjà noté chez ce garçon des bizarreries. Il semblait parfois un peu perdu dans ses pensées et surtout persécuté.

À l'entretien d'admission au service des urgences pédiatriques, les parents, arrivés deux heures après, sont inquiets mais le garçon, très excité, refuse de les voir et manifeste une très grande colère à leur égard. Il ne cesse de répéter comme un robot : « *mauvais temps, mauvais temps* ». Les entretiens suivants voient le contact s'améliorer, le garçon semble un peu plus enclin à communiquer. Il confie au pédopsychiatre avoir fait un *bad trip*, un mauvais voyage, après l'absorption de petits champignons magiques[59] qu'il a récoltés dans la savane. Le patient dit qu'il a l'habitude d'en consommer. Le soignant lui fait remarquer qu'il prend beaucoup de risques à consommer ces champignons qui peuvent s'avérer très dangereux, très toxiques et nocifs pour sa santé. Sly répond qu'il n'est pas un kamikaze et qu'avant d'en consommer, il s'est largement renseigné auprès de ses copains qui en prenaient. Il ajoute qu'il ne s'est pas arrêté à ces seuls conseils puisqu'il a consulté les forums et les sites Internet où les personnes qui ont testé les effets de ces petits champignons blancs échangent entre eux.

---

[59] Champignons magiques (psilocybe). On en trouve surtout en Amérique centrale et au Mexique. Il y en a en Martinique, dans les îles Caraïbes et en Europe. Hallucinogènes, ils provoquent une ivresse de plusieurs heures durant laquelle le sujet est victime d'hallucinations colorées. Par ailleurs, rires et larmes alternent

Quand il consomme, Sly dit voir le monde tout autrement, avec plein de couleurs. D'un air provocateur, il souligne que tous les adultes devraient en prendre, surtout son père, pour décompresser. « *Papa serait moins autoritaire, moins arrogant et moins stressé ; les champignons permettent de voyager et de s'évader dans un monde contemplatif où règne un amour inconditionnel et éternel* », lâche l'adolescent.

Le garçon affirme être assez indépendant et qu'on lui accorde beaucoup de liberté. Pendant son enfance, il était souvent livré à lui-même car ses parents, complètement absorbés par leur travail, étaient souvent absents. Ils avaient tout mis en œuvre pour que Sly puisse s'autonomiser et grandir vite. Petit, une nounou anglophone de la Dominique s'occupait de lui. Il avait une grande chambre remplie de jouets offerts par ses parents. À son entrée au collège, il a eu son portable et la télévision dans sa chambre. Mais l'adolescent, fils unique, n'a jamais été satisfait. Son discours laisse entendre que sa famille n'était pas aimante et était incapable de le rendre heureux. Pour combler ce manque d'attention et d'amour parental, il s'est inventé une autre vie, un monde dans lequel il pouvait se réfugier et se sentir en sécurité. Fumer du cannabis, de la marijuana ou boire de l'alcool ne l'intéressait pas, il ne voulait pas être accro à une quelconque substance. Être dépendant d'un produit était contraire à ses valeurs. Entraver sa liberté, était la pire des choses qui pouvait lui arriver.

Quelques semaines après son hospitalisation, lors de l'entretien au centre médico-psychologique, le patient affiche une certaine assurance et une bonne affirmation de soi ancrée dans un principe de réalité. Il n'est plus le même jeune homme que celui qui avait été interpellé par la police. Il confie au psychologue du CMP : « *Avec les champignons, il y a zéro dépendance donc vous ne pouvez pas être accro. C'est vrai. Même si j'en consomme environ une fois par mois, je sais que je peux m'arrêter pendant une longue période sans ressentir l'ombre d'un manque* ». Mais il avoue n'avoir rien compris aux bouffées délirantes qui l'ont surpris aux abords de son école. Il ne les a pas vues venir. Une heure après avoir consommé des champignons qu'il avait soigneusement réduits en poudre dans un sachet, il a fait un *bad trip* très puissant accompagné d'angoisses et de révélations effroyables.

Il termine : « *J'ai toujours aimé les histoires et les contes des Antilles. Quand j'étais petit ma nounou avait l'habitude de me conter de vieilles légendes de Guadeloupe : la bête à man Hubert*[60]*, le fantôme de l'habitation de Zévallos*[61] *de la ville du Moule ou le trou de Man Coco*[62]*, etc. L'effet des champignons magiques a tout fait remonter à la surface. Mon délire s'est focalisé sur un de ces contes celui du « mofwasé » qui raconte l'histoire d'un quimboiseur qui avait le don de se transformer en chien le soir. J'ai complètement halluciné avec les champignons qui ont transformé la réalité et quand le policier m'a accosté aux abords de l'école, j'ai cru que j'avais affaire à ce quimboiseur maléfique mi–chien, mi-homme devenu multicolore. J'étais persuadé qu'il me voulait du mal. Je me suis empressé de me déshabiller pour mettre mes habits à l'envers*[63] *et ainsi conjurer cette mauvaise rencontre* ».

Le garçon un peu angoissé en expliquant son *bad-trip* a confié au pédopsychiatre qu'il avait parfois quelques reviviscences mais qu'il arrivait à gérer ses peurs grâce à la relaxation. Le praticien lui a expliqué que ces flash-back disparaîtront avec le temps s'il observait son traitement et continuait ses séances de psychothérapie de manière assidue.

Cas 2 – Jahruta, l'herbe sacrée du père

Jahruta, âgée de 16 ans, vient au CMP accompagnée par sa mère. Elle a été adressée par l'hôpital pour une bouffée délirante survenue un mois plus tôt au domicile de ses parents. L'adolescente fume du cannabis. Lors du premier entretien avec le psychiatre et l'infirmière, c'est la mère qui parle et qui répond aux questions. La mère convient que son adolescente va un peu mieux mais elle affirme : « *Elle n'est pas comme avant. J'ai du mal à la reconnaître, on dirait que c'est une autre personne. Parfois elle se met en colère pour un rien et à*

[60] Il s'agit d'une sorcière qui déambulait le soir, au bord des routes, avec un pied humain et une patte de cheval

[61] L'habitation serait hantée par l'esprit des esclaves qui ont été assassinés par leur maître.

[62] Le Trou de Mme Coco est une grotte creusée au bas d'une falaise, Mme Coco y attire les hommes pour provoquer leur noyade.

[63] Pour repousser et conjurer le mauvais sort, on porte ses vêtements à l'envers aux Antilles. On retrouve cette pratique au Costa Rica avec les *brujas* (sorcières)

d'autres moment elle est complètement amorphe surtout quand elle prend ses médicaments selon mon mari. Tout cela n'est pas facile à vivre surtout pour son petit frère et ses deux petites sœurs ». Madame porte une longue robe de couleur kaki. Elle est coiffée d'un long turban translucide qui laisse deviner de longs cheveux tressés en chignon. Ces chaussures sont des sandales faites de lanières de cuir arborant les couleurs rouge vert jaune[64].

Jahruta quant à elle porte un t-shirt noir où l'on peut voir brodé au niveau de sa poitrine un lion de Judée[65], juste en dessous de l'animal on peut lire : « *Jah love* ». Comme l'ensemble de sa famille, l'adolescente est adepte du rastafarisme[66]. Les parents sont agriculteurs et habitent en pleine forêt sur les collines de la Basse-Terre. Ils cultivent des ignames, des patates douces et du manioc, entretiennent un potager et profitent des nombreux arbres fruitiers qu'ils ont eux-mêmes plantés. La mère précise qu'avec son mari, ils ont volontairement choisi d'être agriculteurs pour être sûrs de consommer des aliments sains, non contaminés par les pesticides et surtout par le chlordécone[67] des bananeraies.

Jahruta n'aime pas trop l'école, elle s'y ennuie. Souvent absente, elle passe ses journées en pleine nature, avec ses parents. Peu loquace, elle soutient tout de même avec assurance : « *J'en ai marre d'être assise sur un banc et d'être contrainte pendant des heures à écouter quelqu'un qui vous sort plein de bla-bla, qui ne vous servent à rien dans la vie. En plus, je me sens très fatiguée ; toute la journée, j'ai envie de dormir* ». Le calme affiché par la mère et ses petits hochements approbateurs face au propos de sa fille indique aux soignants une certaine complicité entre la mère et la fille. La maman de Jahruta adhère aux convictions antisystème et anti-scolaires de l'adolescente. L'école aujourd'hui, c'est, pour elle, *Babylone*[68], l'endroit du péché et de la corruption. Lorsqu'on lui demande de

---

[64] "Les couleurs rouge jaune vert qui symbolisent le mouvement rasta se retrouvent dans la composition de nombreux drapeaux de pays d'Afrique"

[65] Animal emblématique de la royauté éthiopienne, le lion est un symbole rasta

[66] « Mouvement mystique, culturel et politique propre aux Noirs de la Jamaïque et des Antilles anglophones qui apparut dans les années 1920 ».

[67] « Le chlordécone est un insecticide organochloré utilisé dans les Antilles françaises entre 1972 et 1993 sous les noms commerciaux de Képone et Curlone, pour lutter contre le charançon du bananier. »

[68] Babylone symbolise le pouvoir corrompu, l'Etat ou tout simplement le pouvoir.

poursuivre l'entretien en dehors de sa présence, elle montre quelques réticences mais se plie à la décision du psychothérapeute, admettant qu'un espace personnel serait peut-être bénéfique à sa fille.

D'emblée, Jahruta ne cache pas qu'elle fume et qu'elle n'a pas arrêté sa consommation depuis sa sortie de l'hôpital. Mais elle fume nettement moins d'herbe qu'avant. Elle a essayé d'elle-même d'arrêter de manière progressive en se fixant la règle absolue d'un joint par semaine mais elle n'y parvient pas. Selon l'adolescente, il faudrait fumer de l'herbe environ tous les deux jours pour se sentir bien et éviter une situation stressante ou une sensation de manque. Jahruta n'observe plus le traitement prescrit par le psychiatre de l'hôpital. Elle a pris au début ses médicaments de manière régulière mais signale qu'au bout d'une semaine, elle se sentait mal : grande fatigue, ralentissement moteur et incapacité de discuter très longtemps avec les autres.

Pourtant elle avoue avoir arrêté son traitement en partie sous l'influence de ses parents, surtout de son père. Selon lui, ces médicaments ne sont pas naturels mais chimiques comme les pesticides qu'on utilise dans l'agriculture. Jahruta souligne : « *Papa m'a dit que votre traitement va finir par me rendre tèbè*[69] ». En interrogeant la mère, le psychiatre a pu constater que quoiqu'influencée par les idées de son mari, elle était plus nuancée concernant la prise en charge de sa fille au CMP.

Le papa refuse catégoriquement de mettre les pieds dans un CMP, représentation suprême du système de *Babylone*. Aux médicaments chimiques, le père rasta préfère les plantes naturelles qu'il cultive dans son jardin médicinal : *, « le pois de bois, le thé pays, herbe à fer, le cochlaria, les graines en bas feuille, le goyavier, le bois d'Inde, etc. »*. Pour lui, ces plantes sont divines et ont un pouvoir de guérison quasi magique. Le papa de Jahruta n'arrive pas à admettre que le cannabis[70] est une substance nocive pour la santé de sa fille. Au contraire, l'herbe représente pour lui une force qui préserve l'homme, le protège des maladies et permet à l'esprit d'accéder à un niveau de conscience supérieure.

---

[69] « tèbè : arriéré mental, hyper soumis, docile, ensorcelé, etc. »

[70] « Pour les Rastafari, le cannabis (ou « ganja ») est une herbe sacrée dont la consommation permet à l'âme de s'élever. »

Malgré son apparente confiance en elle, Jahruta est complètement perdue, partagée entre les avis de son père et ceux de sa mère. Elle ne sait quoi faire et a du mal à prendre une décision. Tout cela la plonge dans de longues et pénibles ruminations. Elle a confié au psychologue du CMP avoir pensé mettre fin à ses jours pour ne plus avoir à vivre cet insupportable conflit de loyauté. Elle a eu trop peur de se faire mal et a reculé devant l'idée d'avaler une boîte entière de cachets ou de se couper les veines. Finalement, elle a choisi de continuer à fumer et d'arrêter son traitement pour ne pas trahir son père qu'elle aime plus que tout.

Cas 3 - La bataille de Madame Hedomai contre Irma et la cocaïne

Madame Hedomai est une jeune femme de 29 ans. Elle a été vue par son médecin traitant et le psychiatre du CMP pour une addiction à la cocaïne. Sa santé s'est aggravée depuis quelques semaines.

La patiente a des idées tristes et suicidaires. Elle a récemment proféré des menaces à l'encontre du propriétaire de la maison qu'elle occupe depuis son installation sur l'île de Marie-Galante il y a un an. Elle vit seule et n'a pas d'enfants. Elle a quitté les îles du Nord, à Saint-Martin, où elle exerçait le métier de skipper, avec son ex compagnon.

Lors de l'entretien infirmier, Madame Hedomai décrit sa passion de toujours pour la voile. Née à Saint-Malo, elle a grandi dans une famille de pêcheurs. Son enfance a été bercée par les récits et les histoires de pirates et de flibustiers sillonnant la mer des Antilles à bord de caravelles. À son adolescence, sa passion pour les grandes étendues bleues ne s'est pas tarie puisqu'elle s'est vite orientée vers les métiers de la mer souhaitant devenir skipper comme Florence Arthaud. À 21 ans, elle quitte sa ville natale pour s'installer à Saint-Martin où elle rencontre son futur compagnon Monsieur G. qui est skipper. Il travaille pour une société de loueurs de voiliers chargés d'organiser des petites croisières de quatre jours à une semaine dans la mer des Caraïbes. Elle tombe éperdument amoureuse au point de renoncer ou de mettre entre parenthèses son rêve de devenir une célèbre navigatrice.

La patiente est traitée pour sa dépression et ses idées suicidaires. C'est elle-même qui a sollicité l'équipe soignante du CMP afin d'obtenir rapidement un rendez-vous pour une prise en charge psychothérapeutique. Elle souhaite un rendez-vous rapide, explique qu'elle ne peut pas attendre et refuse toute alternative : consulter un psychologue en ville ou se faire suivre en Guadeloupe, vu le prix du billet aller et retour Marie-Galante/Pointe-à-Pitre, ferait exploser son budget.

Sa détermination paye. Elle obtient un rendez-vous en moins d'une semaine alors que la liste d'attente des nouvelles consultations est pleine à craquer. Lors de sa première rencontre avec le psychothérapeute, d'abord elle se tait comme pour savourer le plaisir d'être là, reconnaissant ensuite sa satisfaction d'avoir enfin : « *l'opportunité de vider entièrement son gros sac de matelot qui la pèse* » Elle raconte alors, le début merveilleux de sa relation avec son compagnon, son « *rêve de princesse* » qui se réalise lorsqu'elle découvre avec lui les îles de la mer des Caraïbes, la mer bleu turquoise, les lagons paradisiaques bercés par la douceur des vents alizés et la sublime faune marine unique au monde. Le bonheur ne durera pas : « *J'ai très vite déchanté* », poursuit-elle.

Ils étaient jeunes et pleins d'énergie. Monsieur G., 23 ans, blond, grand, insouciant, entendait profiter de la vie surtout pendant des jours de repos. Après de longues journées passées en mer à skipper et à s'occuper des touristes venus découvrir les îles, les jours à terre étaient l'occasion de faire la fête, s'éclater et se *« péter la tête »*. Madame Hedomai était sous le charme de ce compagnon original et bohème, épris de liberté et d'ivresse. Né à Saint-Martin, il a travaillé, avant d'être skipper, dans l'événementiel et l'organisation de grandes fêtes pour la jet-set internationale. Avec lui, elle glisse dans l'univers des paradis artificiels, celui des soirées somptueuses organisées dans les villas cossues de Saint-Martin, de l'alcool sans modération et de la cocaïne servie à profusion sur des plateaux d'argent

G. était persuadé que sa petite amie adorerait les effets que pourrait lui procurer la poudre blanche. Madame Hedomai a sniffé. Elle a été tout de suite accrochée, c'était instantané. Elle explique avoir ressenti une agréable sensation de puissance et d'invincibilité : « *Sniffer un rail, n'a rien d'exceptionnel car pratiquement tous les jeunes de la nuit étaient shootés à la cocaïne ou à autre chose* ». Elle en prenait avant, pendant les fêtes pour avoir un peu plus d'assurance et de confiance en elle et parfois après pendant les croisières de plusieurs jours en mer pour avoir plus d'énergie et ne pas s'endormir à la barre

Mais la jeune femme se rend très vite compte que sa consommation augmente au fil des mois et que ses économies fondent comme neige au soleil. Elle se sépare de G.. Encore très amoureuse, elle souhaite faire un break et surtout prendre de la distance avec le monde de la nuit afin de tenter de stopper ce qu'elle ressent comme une vertigineuse descente aux enfers. Elle tente même une cure de désintoxication. Mais le cyclone Irma[71] qui a complètement dévasté l'île avec des vents de plus de 300 km/h emportant presque tout sur leur passage : le toit des maisons, les bateaux... ainsi que le projet de cure. Saint-Martin est dans une désolation indescriptible. Comme de nombreux habitants, Madame Hodemai a tout perdu en quelques heures.

Sous les gravats de sa maison, elle a pu récupérer une petite valise où elle avait rangé des effets personnels au cas où. Elle y trouve de la coke et se fait un rail... pour calmer l'angoisse. Mais elle est déterminée à quitter Saint-Martin. Pas question pourtant de regagner sa ville natale de Saint-Malo, sa vie, elle ne peut l'envisager autre part qu'aux Antilles. Elle devient skipper en Guadeloupe puis à Marie-Galante où vit, depuis plus de 10 ans, une de ses amies, malouine elle aussi.

À la fin de la séance, elle confie, désabusée, au psychothérapeute avoir réussi à faire face à Irma qui lui a tout pris mais qu'elle n'a pas encore gagné une autre bataille plus dure, celle contre la cocaïne qui ne cesse de la hanter.

Cas 4 - Pookie et le crack, un destin brisé

C'était jadis une belle femme, cultivée, à l'aise financièrement et bien insérée dans la petite bourgeoisie guadeloupéenne. Aujourd'hui, c'est une « *paro*[72] » crackée qui erre dans les rues de Pointe-à-Pitre.

[71] Le cyclone causa des dégâts catastrophiques en septembre 2017 sur l'île. « L'ouragan Irma, catastrophe naturelle la plus coûteuse de l'histoire de l'assurance outre-mer. Causant la mort d'une quinzaine de personnes dans les Antilles françaises, le cyclone avait endommagé, à divers degrés, 95 % du bâti dans les îles de Saint-Martin et de Saint-Barthélemy » Le Monde avec AFP, 03 septembre 2018

[72] Clocharde

Elle a 35 ans mais en fait plus. Elle suscite à la fois un certain rejet et une profonde compassion.

Elle a connu tous les dispositifs classiques de prise en charge de la ville, en addictologie et en psychiatrie. Tous les programmes de soins ont été mis en échec et n'ont jamais abouti à la construction d'un projet personnalisé solide et durable. L'histoire de Pookie est un peu celle d'une certaine impuissance des soignants face à la maladie mentale. L'équipe du CMP note que dès que la patiente va mieux, rallumant une lueur d'espoir quant à son rétablissement, sa chute n'en est que plus rude.

Les moments de relative stabilité permettent de mieux comprendre les accidents de vie qui ont bouleversé la trajectoire de Pookie.

Elle est la benjamine d'une fratrie de cinq enfants. Choyée, voire couvée par des parents aimants, elle a toujours été promise à un avenir radieux. Elle a été scolarisée dans une école privée catholique, a été collégienne dans le public avant de retourner dans un lycée privé où elle a passé brillamment son baccalauréat scientifique à l'âge de16 ans.

Comme de nombreux jeunes Antillais, elle part en France hexagonale poursuivre ses études, deux ans de prépa scientifique avant d'intégrer Normale sup. Ses parents, propriétaires d'une petite entreprise commerciale dans la zone industrielle de Jarry, sont très fiers.

Leur disparition brutale dans un accident d'avion, l'année même de l'admission à Normale sup, survient comme un coup de tonnerre dans un ciel bleu. Ils allaient en vacances passer une semaine dans un pays d'Amérique latine. La jeune fille ne s'est jamais vraiment remise de cette catastrophe. Elle a vainement tenté de poursuivre ses études. Elle abandonne pour occuper un emploi dans un bureau d'assurances dans le quartier d'affaires de la Défense, se met très vite en couple puis se sépare de son compagnon. De cette union naissent : un garçon et une fille. Avec le temps, la tristesse s'estompe.

À l'âge de 26 ans, elle fait une bouffée délirante et passe plus d'un mois à l'hôpital psychiatrique de Sainte-Anne. Sa famille vient la récupérer ainsi-que ses deux enfants pour un retour en Guadeloupe.

Pookie n'a jamais vraiment accepté son traitement mais elle a toujours honoré ses rendez-vous au CMP ce qui a permis l'instauration d'une bonne alliance thérapeutique. La patiente entendait toujours des voix hostiles malgré une bonne observance médicamenteuse et se plaignait souvent des effets secondaires de son traitement. Elle fumait de la marijuana pour, disait-elle, calmer ses symptômes.

Le suivi au CMP s'interrompt. La patiente souhaite une prise en charge en libéral par un psychiatre et un généraliste parce qu'elle trouve l'univers du CMP trop stigmatisant. Son suivi devient très irrégulier.

Pookie continue de fumer et teste le crack moins cher et plus intense en sensations que le cannabis. Elle explique aux soignants que les effets de ce produit la coupent d'un réel devenu insupportable et la font voyager dans un monde parallèle agréable. Elle ajoute : « *Je sais que le crack c'est de la merde et que je serai dépendante et enchaînée en permanence à cette substance maléfique. Mais le « tchade*[73] » *est tellement intense surtout la première fois, c'est dommage que les effets ne durent pas assez longtemps* »

En quelques mois, l'état de Pookie se dégrade. Elle est littéralement parasitée par des hallucinations auditives qui l'exhortent à accomplir des gestes non adaptés, mettant en danger elle-même et les autres. En situation de manque, les douleurs, multiples, et l'angoisse, majeure, la poussent à s'auto médiquer ou à arpenter les rues à la recherche de quelques cailloux de cocaïne.

Pookie cherche en vain à calmer « *le démon qui est en elle* ». Elle est très maigre, a dû quitter le domicile familial car elle devenait ingérable et n'est plus en mesure d'élever ses enfants qui ont été placés. L'appartement dans lequel elle vit désormais est vite devenu insalubre, dégageant des odeurs pestilentielles qui incommodent ses voisins. Elle y accumule de manière compulsive ordures, déchets et ses excréments. Elle est finalement contrainte, par son bailleur inquiet d'une telle situation, de quitter les lieux après le début d'incendie qu'elle a elle-même provoqué en cherchant, disait-elle, à purifier et chasser les esprits qui hantaient sa maison.

Plusieurs séjours au pôle psychiatrique lui ont permis de retrouver une certaine stabilité et quelques kilos. Pour rassurer le personnel soignant et sans doute elle-même, Pookie, à chaque sortie, était pleine de bonnes résolutions : honorer ses rendez-vous au CMP, s'inscrire à Pôle emploi et ne plus jamais toucher au crack. Elle gardait l'espoir de

[73] Euphorie.

récupérer ses enfants et de prendre un nouveau départ dans la vie. Elle arrivait à tenir les objectifs qu'elle s'était fixés pendant quelques mois mais restait très vulnérable. Le simple fait de revoir les lieux où elle s'était approvisionnée voire défoncée au crack conduisait à une perte de contrôle [74]et à une rechute.

Comme de nombreux toxicomanes, Pookie est sans domicile fixe, et erre dans les rues de Pointe-à-Pitre pour gagner quelques euros en faisant la manche ou pour rechercher de la nourriture dans les poubelles de la ville. Elle est ruinée et dépense tout l'argent de l'AAH[75] pour payer les dealers et acheter sa dose quotidienne. Pour continuer à consommer, elle vend son corps et au décours d'un rapport non protégé, a contracté le VIH.

Pookie n'est pas en complète rupture avec les institutions soignantes et les services d'aide. Elle reste en contact avec l'équipe mobile de psychiatrie et de précarité et se rend parfois dans un foyer pour personnes en difficultés sociales où se rendent toujours plus nombreux les consommateurs de crack. Son directeur souligne : « *Cet afflux massif peut être expliqué par la situation géographique de l'île qui est devenue ces dernières années une plaque tournante de la cocaïne. Et puis on remarque chez les Antillais, une grande appétence pour le crack. Même en métropole, au lieu de changer leur consommation, ils continuent à avoir recours aux cailloux*[76] ».

Cas 5 - Rona, le danger d'être mule

Installée en Guadeloupe depuis 6 mois, Rona, 25 ans, a passé toute son enfance et son adolescence à Cayenne en Guyane avec sa mère.

---

[74] Craving : « L'altération des circuits de la récompense et des émotions est telle que des processus contrôlés par le cortex préfrontal sont modifiés : il s'agit notamment des capacités d'autorégulation, de la prise de décision ou de la capacité à résister aux envies de consommer. Ce stade de perte de contrôle (ou ***craving***) explique les rechutes répétées, même lorsque le désir d'arrêter est sincère ». https://www.inserm.fr/information-en-sante/dossiers-information/addictions

[75] AAH : Allocation Aux Adultes Handicapés

[76] La première phase de la consommation de crack à Paris s'est déroulée de 1986 à 1989. Les usagers étaient presque tous des Antillais et ils fréquentaient le quartier des Halles. Ils employaient la technique de "freebase", c'est-à-dire qu'ils transformaient le chlorhydrate de cocaïne en cocaïne-base en y ajoutant de l'ammoniaque. http://www.cedro-uva.org/lib/boekhout.heroine.fr.4.html

La jeune femme travaille dans un supermarché, participe aux dépenses du foyer et assiste sa mère qui vit encore avec elle et n'a pas beaucoup de ressources. Elle n'a jamais connu son père. De lui, il ne reste qu'une photo prise sur la place des Palmiste où on la voit alors âgée de un an sur ses épaules. L'adolescente dit que cette photo que lui a montrée sa mère ne lui évoque rien.

Rona vient consulter au CMP. Elle se sent très déprimée à la suite du décès brutal d'une de ses amies plus jeune qu'elle, 22 ans. On apprend lors du premier entretien que cette dernière est morte d'une overdose. Elle a été retrouvée inanimée dans les toilettes de l'aéroport d'Orly. Elle respirait encore quand le médecin du SAMU l'a auscultée sur place mais à son arrivée dans un grand hôpital du sud de la capitale, la patiente était en arrêt cardio-respiratoire. L'autopsie a retrouvé dans son ventre plus de 50 boulettes ou « *olives* » de cocaïne emballées dans des préservatifs qu'elle devait acheminer dans le sud de la France. Selon le légiste, la mort de la passeuse de drogue (ou la mule, c'est le terme employé par les trafiquants de drogue pour désigner ces passeurs) est due à la rupture d'une ou plusieurs boulettes de cocaïne contenues dans son tube digestif.

Rona était très proche de cette amie. Elles ont fréquenté la même école. Ses parents étaient les amis de sa mère. Adolescentes, toutes les deux, ont rêvé de faire des études, d'avoir un bon travail et de bien gagner leur vie en France. Elles voulaient échapper au déterminisme de la pauvreté et refusaient que celle-ci devienne une fatalité. Les parents de Rona sont issus d'une famille Bushinengue[77] très pauvre d'origine surinamienne. Ses grands-parents se sont installés en Guyane française pour travailler et y vivre en tant qu'agriculteurs.

À l'entretien psychothérapeutique, Rona précise que cette histoire tragique a fait remonter des souvenirs difficiles. Elle n'arrête pas de ressasser la même pensée : elle aurait pu connaître le même sort que son amie car elle-même a transporté de la drogue à plusieurs reprises vers Paris. C'était une façon très attractive de gagner de l'argent[78]

---

[77] Les Bushinengés (dérivé néerlandais : Bos Negers, et de l'anglais : Bush Negroes, littéralement « nègres de brousse ») est le nom utilisé localement pour désigner l'ensemble des peuples descendants d'esclaves africains emmenés au Suriname pour travailler dans les plantations.

[78] Luc Leroux, Trafic de drogue : à Marseille, *Le procès des « mules » guyanaises*, Le Monde 7/10/20 « Le tribunal correctionnel de Marseille se penche, depuis le 28

rapidement et ainsi économiser pour payer plus tard ses études. Rona a pu mettre de côté un peu d'argent et elle a su arrêter à temps le transport de la drogue. Son addiction aux médicaments est née alors qu'elle servait encore de mule. Le passage des frontières à la douane ne se faisait pas sans mal. Il générait du stress et de la peur de se faire fouiller par les douaniers qui observaient le comportement des voyageurs venant de zones sensibles. Pour passer inaperçue et ne pas se faire repérer, il fallait avoir l'air très naturel et donner l'apparence d'un voyageur lambda au-dessus de tous soupçons. Son contact narcotrafiquant lui avait donné des pilules pour ne pas trembler, des bêtabloquants ou des benzodiazépines. Ces médicaments étaient aussi très utiles pour lutter contre l'angoisse de l'overdose, c'est-à-dire la peur d'une rupture des boulettes de cocaïne, avec au bout la mort assurée.

Outre le stress des contrôles douaniers, Rona ajoute qu'être passeur de drogue nécessite une longue et fastidieuse préparation en amont et en aval du voyage : ingurgiter[79] plusieurs boulettes de cocaïne avec un gel spécial juste avant le départ puis les déféquer à l'arrivée à l'aide de laxatifs. Elle ajoute avec un petit sourire : « *les narcotrafiquants allaient jusqu'à payer une séance chez le quimboiseur afin que le passeur bénéficie d'un bain de feuillages*[80] *censé chasser les mauvais*

septembre, sur un trafic de cocaïne qui va des forêts du Suriname aux cités marseillaises. Une filière très active qui utilise de jeunes passeurs pour transporter de la drogue, de la Guyane jusqu'en métropole (...) le kilo de cocaïne, acheté 3 000 euros en Amérique latine, est revendu 30 000 euros aux réseaux français, belges ou néerlandais » *https://www.lemonde.fr/societe/article/2020/10/07/trafic-de-drogue-a-marseille-le-proces-des-mules-guyanaises_6055034_3224.html*

[79] Marc Gozlan, *Le syndrome de la mule, lorsque le corps devient passeur de drogue*, le monde 29/08/17, « Le transporteur avale généralement 50 à 100 paquets (jusqu'à 200 paquets), de 8 à 10 grammes chacun. Le passeur a recours à divers subterfuges pour maintenir les paquets dans le tube digestif durant le voyage, comme la prise de doses élevées de ralentisseurs du transit intestinal et l'abstention de prise alimentaire. Arrivés à destination, les « mules » évacuent leur cargaison par l'anus à l'aide de laxatifs ou de lavements
https://www.lemonde.fr/blog/realitesbiomedicales/2017/08/29/le-syndrome-de-la-mule-lorsque-le-corps-devient-passeur-de-drogue/

[80] Luc Leroux, Trafic de drogue : à Marseille, *Le procès des « mules » guyanaises*, Le Monde 7/10/20 « Destiné à éloigner les dangers, ce « bain rituel » pratiqué sur toutes les « mules » a vocation à « faciliter le voyage » et à « se protéger des mauvaises ondes ».

esprits qui l'empêcheraient de passer à travers les mailles du filet douanier. »

Rona a vu le psychiatre pour sa dépression et son addiction aux médicaments. La patiente a signalé qu'elle souffrait depuis plusieurs mois d'insomnies et qu'elle était souvent envahie par de fortes angoisses. Pour s'endormir et trouver le calme, elle avait pris l'habitude de prendre des comprimés codéinés que son dealer lui avait proposés quand elle allait s'approvisionner en herbe. La jeune femme ne souhaite plus prendre ces médicaments. Elle sait qu'ils sont néfastes pour sa santé et a essayé d'arrêter d'elle-même plusieurs fois.

Elle a été orientée vers le CSAPA (Centre de soins, d'accompagnements et de prévention en addictologie) de la ville pour une prise en charge multidisciplinaire. En quittant le CMP, la patiente semble satisfaite et plus rassurée mais elle ne peut s'empêcher de souligner que si elle a échappé au destin tragique de son amie, son inquiétude va grandissante au sujet de tous ces jeunes en Guyane qui vivent dans la précarité. Ils constituent, selon elle, des proies faciles pour les narcotrafiquants qui leur font miroiter monts et merveilles. Enfin, elle lâche : « *La Caraïbe est une plaque tournante, on n'en a pas fini avec les mules* ».

Cas 6 Monsieur W., le double effet du Tramadol

Monsieur W. est un garçon frêle et chétif. Il n'a pas beaucoup d'amis. Une casquette de rappeur vissée sur la tête, il est toujours habillé en short et en T-shirt de marque et adore porter aux pieds des sandales style hip-hop. On dirait un adolescent accro à la mode de la tête aux pieds. Il a trente ans mais on lui en donne facilement dix de moins.

Fils unique, il est célibataire et vit chez sa mère qui l'a élevé seule. Il ne connaît pas son père et sait seulement que c'est un beau « *chabin*[81] », coureur de jupon, qui quitté sa mère quand il avait 2 ans pour refaire sa vie à Fort-de-France en Martinique. Quand il en aura les moyens, W. s'est promis d'aller sur place faire des recherches pour

[81] Michel Leiris, *Contacts de civilisation en Martinique et en Guadeloupe*, 1955. Selon lui, les *chabins* et *chabines* sont des *« individus ayant la peau claire mais des traits africains »*

retrouver ce père biologique. Cette démarche importante l'aidera, selon lui, à trouver un certain équilibre.

Monsieur W. est drépanocytaire[82]. Pendant toute son enfance, il a eu de temps à autre des petites douleurs sans savoir exactement d'où elles provenaient. Son grand-père maternel, quimboiseur, lui faisait boire des décoctions de plantes médicinales censées le calmer. À cette époque, sa mère ne l'emmenait pas chez le médecin. Elle faisait confiance aux « *rimedrazié*[83] » et pensait qu'avec le temps les choses se tasseraient. La santé du garçon ne s'est pas améliorée et s'est même aggravée à l'adolescence. À 15 ans, il a une première très grosse crise. Il raconte avoir eu l'impression que ses os se brisaient en mille morceaux et qu'il était littéralement broyé par un rouleau compresseur. Ses parents ont dû faire appel aux pompiers et W. a tout de suite été hospitalisé. Les médecins ont diagnostiqué une crise drépanocytaire vaso occlusive très douloureuse.

Après ce premier passage à l'hôpital, il a eu recours, pour calmer les récidives douloureuses, aux antalgiques classiques : paracétamol, ibuprofène... mais aucun d'entre eux n'arrive vraiment à la soulager. À 25 ans, on lui prescrit du Tramadol[84]. L'effet a été presque magique.

Le changement a été radical, l'antalgique s'avérait plus puissant et plus efficace que les autres. Au début, Monsieur W. en prenait seulement lorsque les douleurs étaient très intenses. Pour éviter les effets secondaires, il s'obligeait à ne pas y recourir tant que la douleur restait de l'ordre du supportable. Mais cette règle a vite volé en éclats en raison du temps de latence trop long de la molécule à agir. Le

---

[82] « Maladie génétique la plus fréquente en France (et aux Antilles). La drépanocytose affecte l'hémoglobine des globules rouges. Cette maladie génétique se manifeste par une anémie, des crises douloureuses et un risque accru d'infections. Si les traitements actuels ont permis d'augmenter l'espérance de vie des patients affectés, ils restent encore limités. » https://www.inserm.fr/information-en-sante/dossiers-information/drepanocytose

[83] Remèdes des halliers ou des plantes sauvages. J-L. Longuefosse, RimèdRazié d'antan, ed. Orphie, 2020 « Les plantes médicinales créoles ont joué pendant longtemps un rôle très important dans la vie familiale : les rafraîchis, les purges, les bains et les thés rythmaient le quotidien de toute la famille ».

[84] Il est dérivé de l'opium. Antidouleur le plus délivré en France (près de 6 millions de patients) et le plus impliqué dans les hospitalisations et les décès par overdose ou intoxication accidentelle. Voir le rapport de l'ANSM févr 2019 Etat des lieux de la consommation des antalgiques opioïdes et leurs usages problématiques.

Tramadol n'était efficace qu'au bout de trois quarts d'heure, une éternité, selon Monsieur W. Alors il anticipait : dès qu'il sentait la moindre petite douleur et pour éviter qu'elle devienne critique, il prenait un comprimé sauf que toutes ses anticipations le poussaient à augmenter les prises de médicament.

Pendant des années, Monsieur W. a réussi à obtenir une prescription pour plusieurs mois[85]. Son seuil de tolérance à la douleur était descendu de plusieurs niveaux et sans l'avis du médecin, W. continuait à augmenter ses doses. Il était devenu accro au Tramadol. Son efficacité tendait à s'amoindrir et les prises devaient être plus fréquentes.

Jusqu'au jour où il est tombé dans le coma et a dû être hospitalisé en toute urgence. Après deux jours en réanimation et une hospitalisation d'une semaine, Monsieur W. a été orienté en psychiatrie car il avait des idées suicidaires. Au bout d'une semaine dans le service psychiatrique, il se montre très hostile à la prise en charge. En guise de représailles, parce qu'on lui a refusé une pilule supplémentaire de Tramadol, il casse le mobilier du service, devient menaçant et s'en prend violemment au personnel soignant. Placé en chambre d'isolement pendant quelques jours, il est devenu plus réceptif aux propos du psychiatre qui lui a expliqué que le potentiel d'addiction de ce type de médicament, dérivé de l'opium, demeurait très élevé et que le patient qui en prend sans suivi, finit par devenir complètement dépendant.

Plus complaisant à l'issue de son sevrage, Monsieur W. soutient qu'il n'avait pas pris la mesure des dangers de cet antalgique qui peut être sournois. Il dit : « *On croit qu'on est plus fort que le produit mais c'est lui le plus fort. Cela peut arriver à n'importe qui de se faire avoir par ce médicament jusqu'à vouloir tenter de mettre fin à ses jours pour en avoir* ».

En collaboration avec le Centre de la drépanocytose, le service d'addictologie de l'hôpital et le pôle psychiatrique, Monsieur W. a pu bénéficier d'une meilleure prise en charge et d'un suivi régulier.

[85] « Depuis le 15 avril 2020, sur proposition de l'ANSM (Agence nationale de sécurité du médicament et des produits de santé), la prescription des spécialités à base de Tramadol par voie orale a été limitée à 12 à 3 mois, au lieu de 1 an auparavant. »

Deux cas d'addiction comportementale au jeu

Cas1 - Madame B. et ses bandits manchots

Madame B. a 62 ans, elle est veuve et a quatre petits-enfants. Ancienne infirmière libérale à la retraite, très coquette et toujours bien mise. Elle adore prendre soin d'elle. Elle est inscrite dans un club de marcheurs, aime la natation et l'aquagym. La grand-mère adore faire des cadeaux à ses enfants et ses petits-enfants. Elle est fière d'avoir été une femme indépendante qui a toujours su bien gagner sa vie grâce au métier qu'elle exerçait. Son époux, issu d'une très grande famille mais désargentée, avait lui aussi réussi sa vie dans le domaine commercial en implantant des petits commerces de proximité dans plusieurs communes. Il meurt prématurément à l'âge de 45 ans lors d'un accident de plongée sous-marine. Cette mort tragique a été un véritable choc pour Madame B. Quelques mois après l'enterrement, elle a voulu le rejoindre et a tenté de mettre fin à ses jours en avalant tous les cachets de sa pharmacie. C'est sa fille qui l'a retrouvée assise dans son fauteuil devant la télévision complètement inconsciente. Les emballages et les boîtes de médicaments vides jonchaient le sol. Elle a pu prévenir le SAMU qui a pu prodiguer les premiers soins. Après cette tentative de suicide, Madame B. a été prise en charge médicalement et a bénéficié d'une psychothérapie pendant plusieurs mois. Elle explique que cette histoire, vieille de 20 ans, est maintenant derrière elle. Tout allait plutôt très bien pour cette grand-mère jusqu'à ces derniers mois lorsqu'elle commença à se plaindre d'idées tristes et à souffrir d'insomnie. Son médecin traitant a prescrit des antidépresseurs. Depuis, elle se sent mieux mais souhaite mettre des mots sur son mal-être.

Madame B. a consulté un psychologue libéral spécialisé dans les addictions. Dès le premier entretien, elle avoue être complètement accro aux jeux. Elle précise que personne ne le sait et que ses proches ignorent qu'elle se rend tous les deux jours au casino. Elle a un fort penchant pour les bandits manchots, c'est-à-dire les machines à sous. La patiente s'effondre en pleurs comme un enfant devant le soignant pour exprimer sa douleur morale. Elle n'arrive pas à en parler à ses amis et à sa famille parce qu'elle a peur de leurs réactions. En outre, elle est rongée par la honte et le dégoût d'elle-même. Madame B. n'arrive pas à admettre qu'une femme sérieuse comme elle qui accorde autant de valeur à l'argent, puisse dilapider toutes ses économies au casino.

Très pieuse, Madame B. croit que le démon existe. Elle dit qu'elle a pu le rencontrer et le voir au casino sous la forme d'un bandit manchot. Les machines à sous ont plongé cette grand-mère dans un véritable enfer. Au début, Madame B. ne se rendait au casino que de manière occasionnelle et récréative. Les années passant, elle s'y rend de plus en plus fréquemment et mise des sommes de plus en plus importantes. Ce qui lui procure le plus grand plaisir voire la plus grande jouissance, c'est le bruit des jetons métalliques qui tombent dans la caisse quand la chance vous sourit. Ce bruit est comparable, selon elle, à une pluie de pièces d'or sonnantes et trébuchantes qui tombe du ciel en touchant le sol. Les économies de la patiente ont fondu. Elle s'est endettée et a fait un prêt à la banque et que maintenant elle est incapable de rembourser. La patiente est interdit bancaire mais reste persuadée qu'elle se refera en allant rejouer au casino. Elle envisage d'emprunter à sa fille un peu d'argent qu'elle promet de rembourser entièrement. Elle pense sortir de cette impasse grâce aux très bons conseils magico-religieux d'un quimboiseur qu'elle s'est résolue à consulter. Avant de se rendre au casino, elle devra prendre un bon « *bain démaré*[86] », s'habiller en blanc et se parfumer avec des lotions magiques.

Madame B. est complètement dépendante au jeu et fait flèche de tout bois pour retourner au casino. Elle s'enfonce et souffre de plus en plus de dépression. Le psychothérapeute a réussi à la convaincre d'en parler à sa fille afin qu'elle aide à soigner son addiction aux jeux. La patiente a été prise en charge à l'hôpital. Elle est très satisfaite et se sent libérée car elle a pu expliquer à sa fille et à l'ensemble de ses proches les souffrances et les problèmes que les machines à sous avaient créés dans sa vie. « *L'addiction aux jeux a quelque chose de démoniaque qui peut vous détruire à petit feu* », explique-t-elle.

Cas 2 - Monsieur D., Le « *Tropic Chouval* » et les jeux en ligne

Monsieur D. 59 ans est marin-pêcheur, d'origine dominicaine. Il est le père d'une famille de cinq enfants. Il est marié depuis plus de 30

[86] Le *bain démaré* : bain de purification pour se libérer de ses entraves, des énergies négatives et attirer la chance

ans avec une Guadeloupéenne qu'il adore. Il a l'esprit familial et est fier de ses enfants qu'il trouve formidables. Dans son quartier, il est très populaire et beaucoup apprécient sa bonhomie. Propriétaire d'un bateau, il a une poissonnerie à Pointe-à-Pitre en partie gérée par son épouse. Sur le plan professionnel, le couple s'entend à merveille et leur commerce est très rentable.

En dehors de son travail, Monsieur D. a pour passion les courses hippiques et surtout les paris. Il se rend tous les dimanches au « *Tropic Chouval* », un petit débit de boisson de sa commune qui rassemble les joueurs de PMU. L'établissement offre à ces derniers la possibilité de voir en direct sur écran géant les différentes courses qui ont lieu dans toute la France hexagonale. La plupart des parieurs n'ont jamais mis les pieds ou vu de leurs yeux un vrai hippodrome. Vincennes, Longchamp, Auteuil restent pour eux de grands rêves à réaliser. Tous ont pour but d'aller un jour parier dans ces endroits prestigieux dédiés aux courses. Très envié par ses amis turfistes, Monsieur D. a déjà eu la chance et surtout les moyens d'aller faire son pèlerinage hippique pour découvrir les champs de courses les plus célèbres de France.

Depuis plusieurs mois, ce fidèle assidu du « *Tropic Chouval* », ne s'y rend plus. Le marin pêcheur s'est confié à son ami Paul qu'il considère comme un frère. Ce sont des amis de longue date et ils se font mutuellement confiance. Paul apprend que Monsieur D. a quitté son foyer et que sa famille ne souhaite plus avoir contact avec lui. Le seul lien qui lui reste est un coup de fil hebdomadaire où il prend des nouvelles de ses enfants. L'éclatement de la cellule familiale a été causé par le jeu excessif qui l'a entraîné, selon ses dires, dans une spirale qui lui fait perdre le sens de la réalité. Au début, il jouait avec modération en faisant son petit pari du dimanche. Tout allait bien selon lui, jusqu'au jour où sont arrivés les jeux en ligne. Il martèle : « *Maintenant on peut parier 24 heures sur 24 en temps réel, instantanément il suffit d'avoir une carte de crédit.* » Monsieur D. insiste sur ce point et confie à son ami Paul : *« Ce qui m'a fait vraiment déraper, c'est surtout la facilité déconcertante avec laquelle je pouvais jouer presque sans réfléchir* ».

Tout cela l'amusait et lui facilitait les choses. En effet, pas besoin de se déplacer pour aller jouer au PMU puisque de chez lui, il avait la possibilité de parier et de choisir un cheval en quelques clics. De plus, assister en temps réel au déroulement de la course soit sur son téléviseur soit sur son Smartphone lui donnait un sentiment de pouvoir voire un don d'ubiquité. Monsieur D reconnaît que jouer était devenu un réflexe. Dès les premières lueurs de l'aube ou du crépuscule, il avait envie de jouer et était complètement hanté par les paris. Il ne vivait plus au même rythme que les membres de sa famille à cause du décalage horaire avec la métropole. La télévision était en permanence bloquée sur la chaîne hippique "*Equidia*". Elle restait allumée toute la nuit afin de ne pas prendre le risque de rater la course de sa vie qu'il attendait comme le messie. Le marin pêcheur perdait et rejouait des sommes folles pour tenter de se refaire.

La femme de Monsieur était exaspérée, tout comme ses enfants par cette situation catastrophique. Elle se gardait d'en parler à ses proches, déconcertée par le changement de comportement de son mari pris au piège des jeux en ligne. Elle se sentait honteuse de raconter la terrible déchéance de son compagnon qui, en plus du jeu, avait fini par avoir un sérieux penchant pour l'alcool. Madame lui en veut beaucoup et ne lui fait plus confiance. Elle est encore sous le choc. Jamais elle n'aurait pensé, après de si nombreuses années passées ensemble, que son mari soit capable de voler dans la caisse de l'entreprise et hypothéquer son bateau pour assouvir le besoin impérieux de jouer. Elle lui a rappelé, lors d'un échange téléphonique, tout le dégoût qu'elle a éprouvé quand elle a découvert qu'il volait également dans son portefeuille à elle et qu'il n'hésitait pas à signer des chèques sans provision.

Pris en charge grâce à son ami Paul qui l'a accompagné chez un professionnel, Monsieur D. va mieux. Il affirme que c'est grâce à son séjour à l'hôpital qu'il peut aujourd'hui s'en sortir. Il n'aurait jamais été capable d'arrêter de lui-même. « *Le jeu en ligne est une véritable drogue que l'on vous inocule dans le sang. Si vous n'avez pas votre dose quotidienne, vous ne vous sentez pas bien et vous déprimez, votre humeur devient instable et vous vous sentez atrocement isolé* », confie-t-il. À sa sortie d'hospitalisation, il s'est rendu une fois par semaine au CSAPA[87] de Pointe-à-Pitre pour participer à un groupe de parole. Cette expérience hebdomadaire lui a été bénéfique car Monsieur D. s'est rendu compte qu'il n'était pas seul à avoir été pris dans les rets du jeu pathologique. Il a rencontré des joueurs accros comme lui aux paris hippiques mais également des joueurs en ligne :

[87] CSAPA (Centres de Soin, d'Accompagnement et de Prévention en Addictologie)

de poker, de casino, de paris sportifs... Monsieur D. explique regretter l'époque où l'on avait le temps de prendre son temps c'est-à-dire de réfléchir avant de jouer : en lisant par exemple son journal, en discutant avec les amis du bistrot, etc. Le jeu, selon lui, doit être source de plaisir et de convivialité mais tout a changé depuis Internet et l'instauration des jeux en ligne.

Conclusion : Le miroir aux alouettes de l'économie addictive aux Antilles

En portant notre réflexion sur les addictions aux Antilles, l'idée était d'offrir une photographie des problématiques actuelles qui touchent le champ de l'addictologie. L'approche se voulait moins quantitative que qualitative. En accordant une certaine place à la dimension transculturelle, nous voulions appréhender le rôle joué par les différents facteurs anthropologiques, historiques et socio-économiques dans le champ de l'Addiction. Nous nous sommes appesantis sur l'addiction à l'alcool et plus particulièrement au rhum parce qu'il nous semblait constituer un cas princeps qui réunissait à lui seul des pistes intéressantes pour mieux saisir cette dépendance psycho active dans tous ses aspects multifactoriels. Il y a une préférence pour les alcools forts comme le rhum aux Antilles parce qu'il n'est pas cher, qu'il est facile d'accès et qu'il bénéficie d'un certain nombre de prérogatives qu'on ne retrouve pas en Métropole. « *Pour des raisons historiques, un régime de fiscalité d'exception, dit de l'octroi de mer, a été instauré pour l'alcool dès le XVIIe siècle, dans un souci de préservation de la filière canne à sucre-rhum des DOM et pour compenser les contraintes spécifiques de ces territoires* ». De plus, « *La publicité en faveur de l'alcool dans les Outre-mer relève d'une loi moins restrictive que dans le territoire hexagonal : elle autorise par exemple la publicité sur de multiples supports (en bord de route, etc.), qui contribue à normaliser la consommation d'alcool* »[88]. Sans omettre, bien sûr, le facteur culturel car le rhum est inscrit dans les pratiques de sociabilité.

---

[88] Drogues et addictions dans les Outre-mer État des lieux et problématiques OFDT, Juin 2020, pp.21-22.
https://www.ofdt.fr/publications/collections/rapports/thema/drogues-et-addictions-dans-les-outre-mer-etats-des-lieux-et-problematiques-thema/

Outre l'impact que peut avoir l'alcool et le rhum sur les sociétés antillaises, la configuration des territoires et de l'espace géographique caribéen invite à penser les addictions aux drogues (cocaïne, cannabis) de façon plus spécifique et plus dynamique. Car, les départements français d'Amérique sont proches des lieux de culture et de fabrication de la drogue et occupent pour les narcotrafiquants un espace géostratégique de choix. « *Les Outre-mer présentent la particularité d'être des espaces de transit de l'offre de stupéfiants, plus que des destinations finales : la zone Antilles-Guyane en particulier joue, du fait de sa position géographique au plus près des principaux pays producteurs de cocaïne (Colombie, Pérou, Bolivie), un rôle central dans ce trafic vers les marchés métropolitain et européen, réaffirmé dans le contexte de hausse de la production mondiale (...) La cocaïne issue des trois principaux pays producteurs (Colombie, Pérou, Bolivie) transite par le Venezuela via la Martinique en passant par la mer des Antilles, mais aussi de plus en plus par la Guyane par voie aérienne vers ses destinations européennes (Gandilhon et Weinberger, 2016)* »[89]. L'émergence des addictions à la cocaïne ou au crack dans les années 1980 aux Antilles n'est pas étrangère à la montée en puissance du trafic de drogue dans l'arc caribéen dirigé par des organisations criminelles.

La dimension géographique, anthropologique et culturelle est certes importante mais le choix d'un tel angle n'occulte pas la part personnelle occupée par le sujet dans le processus de dépendance soit à une substance soit d'une situation. L'addiction est toujours un engagement avec lui-même et avec l'histoire qu'il porte. L'envie irrépressible de faire ou de consommer en dépit de sa motivation et de ses efforts renvoie, selon de nombreux psychanalystes de l'addiction, à une défaillance narcissique qui pousse le sujet, engagé dans un processus de compensation, à résoudre ses problématiques intrapsychiques en se cramponnant à des situations ou des objets extérieurs qui constituent un leurre. « *L'addiction est une tentative d'idéaliser et de se raccrocher à la réalité externe et au monde perceptif pour compenser l'échec du monde interne et de la*

[89] Ibid P.51.

réalisation hallucinatoire du désir, ainsi que pour opposer un contre-investissement à la destructivité interne »[90].

Pareil à un miroir aux alouettes, ce monde externe fantasmé ne semble pas être en mesure de combler cette béance intérieure propre à l'homme postmoderne car son désir est réduit à une variable d'ajustement nécessaire aux exigences de l'économie. La critique du « *capitalisme pulsionnel*[91] » et de la captation de l'attention, dénonce la transformation de l'économie du désir en une économie marchande taillée afin d'aliéner le sujet. Ainsi, « *le nouveau malaise dans la civilisation auquel répondent certaines pathologies actuelles, et plus particulièrement l'Addiction, se caractérise par une valorisation de cette économie qui détruit le désir, en tant qu'il réduit l'objet du désir à un objet accessible – et du même coup le détruit puisque le propre de cet objet est d'être infini* »[92].

---

[90] J-L Pedinielli, A. Bonnet *Apport de la psychanalyse à la question de l'Addiction* Dans Psychotropes 2008/3-4 (Vol. 14), pages 41 à 54 https://www.cairn.info/revue-psychotropes-2008-3-page-41.htm

[91] B.Stiegler : *« Nous ne sommes plus dans une économie du désir mais de la dépendance pulsionnelle, standardisée, addictive (...) Une société de l'infidélité, portée par un "capitalisme pulsionnel" parce qu'exclusivement tournée vers le très court terme.»* www.lenouveleconomiste.fr › bernard-stiegler-a-voix-haute-1630

[92] Ibid p.23, J-L Pedinielli, A. Bonnet

CHAPITRE 5 :

Accompagnement de femmes *dealers* et toxicomanes À New York–U.S.A. Rencontre à Ekaterinebourg avec des accompagnantes de toxicomanes Oural–URSS

BRIGITTE TISON

New York en 1971-1972

Aspirant à faire de l'humanitaire, il me fallait bien me débrouiller en anglais. J'avais visité la Grande-Bretagne à plusieurs reprises.

J'avais même correspondu avec une jeune femme, originaire d'Ecosse.

Mais à l'époque, j'envisageais une autre formule, un autre pays où je pourrais me remettre à niveau en anglais. Je choisis donc de partir comme baby-sitter aux USA, après m'être inscrit dans une association qui mettait en relation des jeunes filles originaires d'Europe et, en particulier, de France, avec des familles américaines à la recherche d'une telle baby-sitter.

Baby-sitter à New York

Les associations d'échanges, bien souvent, mettent en relation des jeunes filles, dans une telle démarche, avec des familles correspondant à l'éducation reçue par ces mêmes jeunes filles.

Venant d'un milieu d'une certaine bourgeoisie (père magistrat), je fus accueillie à New York dans une famille dont le père était vice-ministre de la Justice.

Ainsi, je m'embarquais pour les USA, au grand dam d'une sœur aînée, qui était loin d'être d'accord avec un tel séjour et une mère, inquiète, selon elle...

Une autre chose que l'on peut rappeler, c'est que les familles aisées américaines prisaient les baby-sitters françaises, façon pour elles de s'approprier un peu de la culture française, très réputée dans le pays. Il était de bon ton d'avoir une baby-sitter venue de France. C'est ce qui se disait !

Lorsque j'arrivais à l'aéroport de New York, le père de la famille, chez qui j'allais séjourner, m'attendait. Nous étions en avril, en pleines fêtes de Pâques pour les chrétiens et fêtes de Pessah pour les juifs.

Toute la famille - grands-parents, oncles, tantes, parents - étaient réunie pour fêter ces moments importants de la tradition juive.

J'allais rester seulement 2 mois dans la famille, basée dans un quartier résidentiel de Manhattan. En effet, la famille qui avait dû émigrer, lors des évènements de la Shoah, d'Autriche avait déjà 2 aides. La famille comptait 2 garçons. Et le baby-sitter devait échanger avec eux en français. Mais les 2 garçons étaient intéressés par d'autres choses. Et très vite, je ne savais plus quelle était ma place. La mère était, de toute façon, aidée par ces 2 aides américaines. L'une emmenait les enfants à l'école, l'autre les habillait...

Le père s'en rendit compte, très vite, et me dit que ma place n'était peut- être pas celle que j'avais, d'autant que je m'étais inscrite à l'Université de la ville et que je suivais des cours en anthropologie à l'Université Columbia.

Bénévolat à ATD-Quart-monde (Aide à toute détresse)

J'avais quelques adresses à New York et je pris contact avec elles.

Il y avait ATD-Quart monde : association qui travaillait partout dans le monde, auprès des gens défavorisés (émigrés à New York de Porto-Rico...).

C'est un prêtre d'origine polonaise, le Père Wresinski, qui avait mis en place ce mouvement. Il exigeait un engagement de un an, voire plus, de professeurs, d'ingénieurs, diplômés, et qui allaient d'abord aider dans les bidonvilles de la périphérie de Paris, par exemple, mais aussi, lorsque le mouvement se répandit dans le monde, partout dans les grandes villes (Le Caire, Calcutta...).

Je voulais donner du temps et je fus reçue par le Père, en question, à Noisy-le-Sec, son bastion. Sachant que j'étais spécialisée en indologie (études à l'Institut des Langues orientales de Paris) il me proposa de m'engager pour le Bangladesh et de m'envoyer là-bas représenter pour 2 ans au moins l'association.

N'étant pas pour des engagements longs, je ne donnais pas suite. Je me retrouverais au Bangladesh dans d'autres conditions, plus tard.

L'idée du mouvement était de donner des moyens à des personnes qui n'avaient pas la chance de pouvoir suivre des formations longues, en raison de leur situation économique.

Il se créa, dans les quartiers périphériques de Paris, par exemple, des cités ATD. L'on peut parler d'un monde en soi.

À New York, j'ai organisé des animations avec des jeunes issus de l'immigration portoricaine. Je les emmenais au musée, dans les parcs comme Central Park...

Ces jeunes avaient débarqué, récemment, à New York, venus de l'île de Porto-Rico pour trouver du travail - ce qui était rare sur leur île.

Bien sûr, comme volontaire à ATD, nous devions faire le ménage de l'appartement, siège de l'association. J'ai pu croiser une sociologue qui n'était pas très contente de son passage à ATD car la responsable, à l'époque, l'obligeait à faire le ménage de ce même appartement et c'est tout ! Cette même responsable n'était là que pour donner des ordres. Ce n'était pas une personne très sympathique ; elle ne pensait qu'à elle-même, se faire des amis américains. Elle épousera un américain dans la suite de mon séjour. Mais je n'ai pas eu beaucoup de contacts avec elle. Car, très vite, je me suis tournée vers les Quakers.

Chez les Quakers

J'avais les coordonnées d'une Française rencontrée à Paris et dont le mari médecin était installé à New York et recevait, en autres, des femmes ayant eu mal à partie avec les drogues, en tous genres.

Mrs JD avait fait Sciences Politiques à Paris et était partie aux USA où elle avait rencontré son futur époux.

Elle avait adhéré à l'association des Quakers, mouvement au sein de la Fédération protestante de France, très dynamique dans ses initiatives.

Leur devise est de prôner la paix entre les peuples. Ainsi, ils ont pu ouvrir une école israëlo-palestienne en Israël, organisé des rencontres entre Palestiniens et Israëliens... Partout, ils mettent en place des projets d'avant-garde.

Selon moi, ils ont quelque chose qui peut s'apparenter à la dynamique de la Compagnie de Jésus, société fondée par Ignace de Loyola au sein de l'Eglise catholique.

Très innovants, pleins de projets... cherchant toujours à élever le niveau de formation des populations qu'ils rencontrent... les quakers forment un mouvement qui se réclame d'être un mouvement pacifiste...

À New York, l'urgence était la prolifération des drogues.

Dans les quartiers plus défavorisés, les femmes ou les hommes se transformaient en dealers (vendeurs de drogues)... C'est, ainsi, qu'ils gagnaient leur vie.

Très vite, le mouvement des Quakers mit en place des projets pour combattre ce fléau.

Proposition et participation au sein des Quakers

Cette Française, JD., me proposa très vite d'accompagner des femmes qui avaient été emprisonnées pour avoir vendu des drogues, acte interdit par la loi américaine et qui entraînait, pour les femmes, prises en train de se livrer à ce genre de trafic, d'être arrêtées et emprisonnées.

Le mari de JD recevait ces femmes et JD leur proposait en échange une formation dans la couture, en particulier, qui allait durer un an, un hébergement en foyer mais sans sorties sauf accompagnées.

JD me proposa d'accompagner ces femmes aux spectacles une fois par mois. Mais pour ce faire, je devais me rendre à leur jugement qui avait lieu sur une île où elles étaient détenues et leur faire cette proposition de formation. Si elles acceptaient, elles allaient en foyer et je les accompagnais aux spectacles qui se donnaient, régulièrement, au Lincoln center, centre culturel de la ville avec cinémas, théâtre...

On imagine mal, aujourd'hui, ce qu'était New York, dans les années 1970-1975.

On croisait, partout, dans les rues de Manhattan, des personnes qui se droguaient.

Il y avait, aussi, dans le même temps, sur les campus universitaires, la déferlante de drogues, plus chimiques, comme le LSD... Tout le monde pouvait s'en procurer aisément.

J'évoluais dans un milieu d'acteurs et chaque acteur prenait sa dose avant de monter sur scène ou, encore, sniffait un peu d'herbe (la marijuana) pour être suffisamment détendu pour jouer et, une fois encore, la marijuana était très répandue dans ces années.

Tout s'est bien passé. Le seul problème que j'ai pu rencontrer à l'époque, c'est le temps qui m'était accordé pour séjourner à New York. Je n'avais qu'un visa de tourisme et je ne pouvais donc pas rester au-delà du temps imparti, autrement dit, 2 ans.

Je suis donc rentrée en France.

L'ironie de l'histoire, au retour, cherchant du travail à Paris, l'on m'a proposé à plusieurs reprises de travailler auprès de toxicomanes, sachant que j'avais déjà une expérience. Je n'ai pas donné suite. J'ai alors trouvé autre chose.

Rencontre en URSS d'une équipe de psychologues travaillant auprès de femmes ou d'hommes toxicomanes.

Une expérience à Ekaterinbourg.

Pour situer Ekaterinbourg : la ville est située en Oural, à 300 kilomètres de Moscou. Autrement dit pour s'y rendre, on doit d'abord se rendre à Moscou puis reprendre un avion pour Ekaterinbourg.

La ville est connue car c'est là que le Tsar a été assassiné ainsi que ses proches.

C'est une ville de moyenne envergure, sise au milieu de prairies... C'est aussi une ville industrielle.

Elle n'est pas connue pour être devenue un jalon dans le transfert de drogues depuis l'Afghanistan. En effet, les drogues venues de plus loin passent par l'Oural pour être transportées vers les pays du nord, la culture du pavot n'étant pas interdite dans les régions de l'Afghanistan...

Un centre de soins pour les toxicomanes de la région y a été organisé et les psychologues qui y travaillent avaient envie d'échanger sur les méthodes de soins utilisées pour accompagner ces mêmes toxicomanes en Europe et en France, en autres.

L'initiative de la rencontre entre psychologues françaises et psychologues russes est venue d'un journaliste ayant travaillé à l'AFP puis, s'être mis à son compte, responsable de l'association franco-russe qu'il a fondée, basée à Paris.

Connaissant D. et son épouse, psychologue, il a proposé cet échange après avoir pu parler avec ces psychologues russes.

Et c'est ainsi qu'avec son épouse, nous nous sommes rendues en Oural pour échanger sur nos méthodes (conférences, ateliers avec interprètes...).

Le temps de la rencontre a duré un mois environ. Les psychologues du centre de soins d'Ekaterinbourg sont à leur tour venues en France et ont pu être stagiaires en hôpital voire au service de l'enfance maltraitée.

En URSS, il y a beaucoup de problèmes avec l'alcool, d'abord, et, ensuite, avec les drogues.

À l'heure actuelle, je ne sais pas si le problème a diminué, car je n'y suis pas retournée.

CHAPITRE 6 :

Les inquiétudes des éducateurs face aux addictions chez les jeunes

CHRISTINE BARRAS
IRFAM (Institut de recherche, de formation et d'action sur les migrations)

L'adolescence, l'âge de tous les risques

Selon l'OFDT[1], dès l'âge de quinze ans, un adolescent sur quatre a tâté du cannabis. À dix-sept ans, un peu moins d'un sur deux en a déjà fait l'expérience, et un sur dix en use régulièrement. Notons qu'à partir de vingt-cinq ans les taux diminuent considérablement. La consommation de cannabis est donc avant tout une question de génération[2] (Couteron *et al.,* 2017). Le cannabis est le psychotrope illicite le plus consommé par les jeunes en Belgique et en Europe, peut-être parce que les débats pour sa légalisation et pour la reconnaissance de l'utilité de ses principes actifs amènent une tolérance sociale plus élevée à son égard. Ajoutons que l'alcool, substance psychotrope licite la plus consommée chez les jeunes, notamment de manière occasionnelle, est celle que l'on expérimente le plus précocement. Au cours de ces dernières années, cependant, la consommation d'alcool chez les jeunes a tendance à baisser, selon les enquêtes effectuées auprès de cette population (Moreau *et al.,* 2017 ; Spilka et al., 2016). Quels que soient les chiffres, inquiétants ou

[1]https://www.ofdt.fr/enquetes-et-dispositifs/espad/
[2]http://sipes.ulb.ac.be/docs/HBSC-Enquete-2014_2-Comportements-de-sante-2.pdf

rassurants, la rencontre des plus jeunes avec ces produits est source de conflit avec les adultes.

Face à l'omniprésence des dangers, l'adulte cherche à préserver le jeune et à l'outiller pour lui permettre d'éviter certains pièges. Cette préoccupation s'accompagne d'un sentiment d'urgence, avec la volonté d'agir d'une façon efficace. Mais que veut dire « *efficace* » lorsqu'il s'agit d'agir préventivement auprès d'une population peu encline à recevoir de bons conseils, et insensible aux arguments moralisateurs ou catastrophiques des adultes ? Il est indispensable de travailler *avec* l'urgence et non *dans* l'urgence, sous peine de provoquer des effets opposés à ceux que l'on souhaite. Le risque ne doit pas être brandi par les adultes comme un repoussoir, parce que, justement, l'intérêt des consommations tient beaucoup au fait de se mettre en danger, comme dans un jeu. À vouloir trop bien faire, l'adulte renforce les conduites qu'il prétendait éliminer.

Notre article s'appuie sur dix années d'expérience de formation et de recherche auprès d'éducateurs inquiets, qui souhaiteraient une réponse rapide à un problème qui les attriste, les fâche ou les irrite, récurrent ou passager, toujours vécu comme une crise ou même un cataclysme. Nous proposons une pause pour réfléchir, en évitant deux écueils, d'une part la recherche d'une solution expéditive, d'autre part celle d'un coupable qui ferait office de bouc émissaire (une fréquentation douteuse, un quartier difficile, une école ou des parents jugés laxistes ou trop sévères, l'âge ingrat...) en centrant le débat sur le sens que peut revêtir le produit incriminé dans la vie du jeune, et sur la perception qu'en ont les adultes.

Le *pharmakon*, à la fois remède et poison

Les drogues[3] sont désignées en grec ancien par le terme de *pharmakon*. Le mot désigne le médicament, la drogue au sens de

[3] Par drogue, nous entendons tout produit licite ou illicite, fourni par la nature ou par la chimie, qui exerce un effet sur le cerveau, auquel nous lions certains comportements compulsifs appelés addictions sans drogue (Venisse et Grall-Bronnec, 2012). Concernant les termes « *dépendance* » et « *addiction* », la littérature pour les différencier l'un de l'autre est abondante. Nous les utilisons comme synonymes dans une acception habituelle, non médicale, au sens de « *perte de la liberté de s'abstenir* », ou « *poursuite d'un comportement malgré les conséquences*

préparation pharmaceutique destinée à soigner, l'onguent ou la potion, mais également le poison, ou encore le fard, le maquillage. Dans toutes les acceptions se trouvent les notions d'artifice ou de produit de substitution, au nombre desquels nous incluons les activités ludiques (regarder une série télévisée, jouer *on line*, suivre l'actualité des réseaux sociaux, *parler* avec ses amis...) qui améliorent le bien-être mais sont également susceptibles d'altérer le lien à soi-même et aux autres lorsqu'elles prennent trop de place, voire toute la place dans la vie de la personne. Le *pharmakon* présente à la fois des caractéristiques bienfaisantes et nocives, nous procurant du bien-être ou pouvant nous faire souffrir. Le concept est en filigrane de toute notre réflexion, garde-fou évitant de trancher entre le « *bon* » et le « *mauvais* », rappelant que l'usage et non le produit conduit à l'excès.

Sur un plan sociétal, depuis les années 1960, la société dite de consommation nous soumet à « *une économie libidinale* » qui vise à capter notre désir et à l'orienter vers des objets qu'un marketing puissant nous présente comme essentiels (Pharo, 2018). « *Consomme et sois heureux* », nous dit la publicité. Les *pharmaka* nous procurent un plaisir immédiat et facilement accessible ; ils nous offrent également, en filigrane ou au grand jour, un apaisement et une compensation face aux béances de la douleur. Le recours à ces objets, à la fois tentateurs et salvateurs, est le fait non seulement des jeunes, mais de chacun. D'accès facile, ils sont, particulièrement sollicités en temps de crise, lors d'un changement vital ou de remise en question, ou pour le plaisir. L'adolescence, d'ailleurs, se caractérise par ces quatre éléments (crise, changement, questionnement, plaisir).

L'objet d'addiction, un « doudou » inefficace

Grâce au *pharmakon*, le plaisir comme l'apaisement se produisent sans effort mais ils sont transitoires. Un lien peut être posé entre les produits qui nous rendent « addicts » et les objets transitionnels qui, alors que nous étions bébés, nous ont appris peu à peu à devenir autonomes. Un objet transitionnel qui joue son rôle devient peu à peu inutile, grâce à un phénomène d'adaptation progressive à la réalité.

---

négatives qu'il entraîne ». Pour aller plus loin : Morel et Couteron, 2008 et 2019 ; Valleur, 2009a et b ; Mc Dougall, 2004 ; Suissa, 2008.

Les objets d'addiction, eux, restent indispensables, poursuivant un but sans jamais l'atteindre. Bernard Stiegler (2007, p. 30) affirme la récurrence du phénomène, l'être humain *« ne [faisant] que développer des situations de dépendance induites par des artefacts, à commencer par l'espace transitionnel de Winnicott »*. Tout au long de notre vie, nous sommes amenés à développer des addictions comme nous l'avons fait dans notre plus jeune âge. Pour Joyce McDougall (1989), le psychotrope, incapable de jouer son rôle de « *doudou* », devient un objet d'addiction pour ceux qui n'ont pas pu mettre des mots sur leurs souffrances et sont condamnés à répéter encore et encore un geste inutile. Dans un entretien mené avec Marie-Rose Moro, elle affirme :

« L'objet d'addiction a toujours la même fonction, c'est réussir à calmer le corps et l'esprit que le sujet n'arrive pas à calmer en ayant recours à ses objets internes. (...) Donc le manque conduit à utiliser un objet externe supposé vous calmer un petit moment. Dans ce cas, l'objet peut être les drogues douces et dures, le tabac, la nourriture, mais aussi l'autre » (Moro, 2001, p. 25).

Les « *objets internes* » résultent, pour la psychanalyste, de l'élaboration dans sa tête et dans son cœur d'une mère aimante, sécurisante, à partir des expériences vécues au cours de son enfance. Selon une autre interprétation, les objets devenus fétiches seraient travestis en un besoin qu'il serait vital de satisfaire quel qu'en soit le prix. Il s'agirait donc d'une stratégie de survie (Blondel, 2004), d'un moyen de combler un vide existentiel par du contenu, qu'il s'agisse d'ingérer un produit psychotrope ou de s'adonner compulsivement à des jeux ou à des achats (Benghozi, 2014).

Au sens étymologique du mot, l'*addictus* était, selon le droit romain, la personne criblée de dettes qui n'avait plus que son corps et sa force de travail pour les rembourser. L'esclave était mis à la disposition, littéralement « *dit à* », affecté au service de son maître (Guillaumin, 2014). Le concept, exprimant une relation de sujétion, s'est ouvert à des acceptions métaphoriques, comme « esclavage amoureux » chez Properce ou, plus tard, « *goinfrerie* » et « *débauche* » chez Sénèque (*ibid.*, p. 25). Le nom *addiction*, revenu en français à travers l'anglais, offre une métaphore qui peut aisément être transposée à notre époque et sa frénésie consommatrice, apte à faire de nous ses esclaves (Mc Dougall, 2004, Rozaire*et al.*, 2009). L'addiction implique que le désir est devenu besoin. Même si la composante de plaisir est importante, celui-ci est indissociable de la douleur, le plaisir éprouvé dans la possession n'étant jamais aussi intense que celui qui est éprouvé dans l'attente, ce qui amène à désirer sans cesse, dans une quête toujours recommencée (Sissa, 1997).

Ces considérations s'appliquent-elles aux expérimentations des adolescents ?

Un état de dépendance n'est pas déclenché par une seule prise et prend des années à s'installer. Les adolescents, par conséquent, n'en souffrent pas (Morel et Couteron, 2019). Parler de dépendance (au cannabis, au tabac, aux jeux vidéo) est un raccourci que les éducateurs empruntent sans s'interroger sur la pertinence du concept, transposant sur les adolescents les représentations mortifères liées à cet état (dégradation physique et mentale, affaiblissement moral, perte de toute volonté). Ces représentations se fondent sur les situations les plus dramatiques et en font la norme. Elles ne sont pas fausses, puisqu'elles font référence à des faits avérés, mais, en les généralisant à outrance, elles passent à côté de ce que vivent réellement les adolescents. Pourtant, même si les adultes s'inquiètent pour des raisons légitimes, les conduites à l'adolescence n'ont généralement pas à entrer dans le champ du pathologique, qui pourrait « *étiqueter* » durablement le jeune alors qu'il traverse une période de recherches variées, parsemées d'essais et d'erreurs.

Un exemple concret : l'école, les parents, face à un jeune fumeur de cannabis

Imaginons un adolescent d'une quinzaine d'années puni pour avoir apporté du cannabis à l'école, et les réactions variées qui s'ensuivent, de la part des acteurs de l'école, de la famille et du jeune lui-même. S'il fréquente une école où ce genre de fait est récurrent, les réactions ne seront pas les mêmes que s'il fréquente un établissement où cette transgression est vécue comme un coup de tonnerre. Elles vont différer si l'école est prête à analyser ouvertement ce qui se passe ou si le phénomène reste tabou. Dans tous les cas, l'événement ne peut rester impuni : il met en échec la mission de l'école, ses valeurs, sa pédagogie. L'école, qu'elle soit élitiste ou dite « à *problèmes* », doit prendre une position qui va de la banalisation à la diabolisation, de la négation à l'épinglage, de la réprobation pure à la recherche de sens. La différence de traitement va dépendre de son intérêt à préserver (ou à construire) sa réputation, du soin qu'elle apporte aux élèves et à leur histoire, de son rôle auprès des familles, de la pondération qu'elle dresse entre le souci de la personne et celui du groupe.

Quant aux parents, ils peuvent rejeter la faute sur l'institution, insistant sur la responsabilité d'une école laxiste qui manque à son devoir de protection. Souvent, ils se sentent démunis face à un adolescent qui échappe à leur contrôle et qui n'est plus pour eux un enfant sans mystère. Ils s'en prennent alors à eux-mêmes, se sentant coupables de « *n'avoir rien vu venir* ».

L'adolescent peut nier, même s'il est pris sur le fait. Ou alors, déclarer que c'est la première fois, qu'il fait comme les autres, qu'il en a besoin pour oublier ses problèmes. Il peut s'effondrer ou en rire, passant pour un « *caïd* » aux yeux de ses camarades. L'éventail des possibilités est large. Des sanctions sont demandées et les avis divergent : certains exigent l'exclusion d'une « *pomme pourrie* » risquant de contaminer des innocents, d'autres souhaitent tirer profit de cet épisode pour sensibiliser la communauté à ce qui peut toucher chacun des élèves. Les discours sont plus ou moins virulents si le jeune est un bon élève ou pas, si son parcours est lisse ou chaotique, si la famille collabore avec l'école ou garde ses distances. L'élève bénéficiera d'une seconde chance ou sera exclu.

L'effet escompté est de dissuader l'élève de recommencer ou, s'il est exclu de l'école, de dissuader ses comparses d'agir de la même façon. Les adultes souhaitent transformer l'épisode en bonne leçon, utile à l'élève puni et à l'ensemble du groupe. L'école s'attend à ce que les parents soient désormais plus attentifs aux agissements de leur adolescent. Les retombées devraient être positives sur les résultats scolaires également. Bref, la suite logique serait de rétablir un supposé ordre initial, dans une perspective qui semble frappée au coin du bon sens mais qui frise la caricature. En effet, la situation n'est pas aussi linéaire que ne l'imaginent les adultes. Elle ne se résume pas à un calcul mathématique selon lequel il suffirait de supprimer l'objet perturbateur (la cigarette, le jeu vidéo, le joint de cannabis ou le verre d'alcool), voire l'individu gênant (le jeune qui transgresse), pour que le climat s'apaise et que soit rétabli un ordre fantasmé.

Qu'est-ce qui pousse les jeunes vers les produits interdits ?

La simple élimination du produit ou de la conduite incriminés laisse dans l'ombre ce qui anime les jeunes (et les moins jeunes, d'ailleurs) vers des produits psychotropes. Les motivations à s'abstenir ou à consommer peuvent avec profit faire l'objet d'un débat avec des jeunes, alors qu'aborder la thématique en se focalisant sur les produits et leur cortège d'effets nuisibles peut être contre-productif (transgresser les interdits est tentant...).

Que vivent les jeunes, qu'éprouvent-ils, que désirent-ils ? En parler avec eux permet de se décentrer de du produit au profit de la personne, et d'éviter de se laisser subjuguer par l'image du toxicomane socialement, dés-inséré, ancré depuis des années dans sa consommation.

- « *Devenir grand* » en est une. Mais il ne s'agit pas de « *faire comme les adultes* » à la façon des enfants, en imitant. Boire de l'alcool ou fumer du cannabis *« pour de vrai »* n'est qu'une des multiples réponses possibles à ce besoin légitime, une façon de poser ses marques.
- « *Faire la fête* » en est une autre. Nous buvons du vin, avec ou sans bulles, pour savourer un bon moment, pour décompresser ou célébrer un événement. Le joint qui circule dans un groupe d'amis ou qui désinhibe exerce une fonction analogue.
- « *Faire comme les autres* » est un argument qui implique un besoin d'assurance, celui de faire partie d'un groupe, en évitant de s'en démarquer sous peine de possible exclusion. En corollaire, le jeune ne veut plus agir en enfant, obéissant et soumis.
- « *Ne plus s'ennuyer* », ou « *aller moins mal* », sont d'un autre ordre. Le psychotrope est considéré comme une réponse alors qu'il n'est peut-être qu'un cache-misère, une béquille pour être capable de se mouvoir normalement dans la vie.

Pour comprendre les motivations des jeunes à consommer un produit psychotrope, nous faisons en outre référence au modèle des jeux de Roger Caillois (1967), qui garde toute sa pertinence aujourd'hui, notamment à propos des jeux vidéos (Valleur, 2007). Toute consommation de psychotrope est susceptible d'offrir une dimension ludique, qu'il s'agisse d'un jeu « *joyeux* » ou d'un jeu « *tragique* ». Roger Caillois définit une typologie à partir de ce que ressent la personne lorsqu'elle joue. Il définit quatre indicateurs.

- L'*agon* est l'esprit de compétition, qu'il s'agisse de vaincre un adversaire ou de surmonter ses propres limites (bagarre, boxe). Les situations stressantes comme les examens ou les compétitions sportives, ou encore l'envie de séduire, de réussir, offrent un terrain favorable à la prise de drogues (dont l'alcool ou les médicaments) pour se désinhiber, se donner du courage, surtout lorsque l'on souffre d'une image de soi déficiente. L'enjeu est de mettre toutes les chances de son côté en diminuant ou supprimant ce qui pourrait désavantager.
- L'*alea*, « *dé* » en latin, est la chance, le hasard. Toute compétition comporte une part d'arbitraire : ce ne sont pas toujours les meilleurs qui gagnent, ni les plus mauvais qui perdent (pile ou face, pari). Cette part de hasard pimente l'aventure, qu'il s'agisse d'un événement collectif ou d'une prise de risque autre, un défi que l'on se pose. *« Sur un malentendu, cela peut marcher ! »*. Cette réplique célèbre[4] parle des avantages à se lancer dans une opération de séduction, même si tout semble perdu d'avance. Dans un registre plus dramatique, une prise de risque extrêmeéquivaut à s'en remettre au jugement de Dieu, comme dans les conduites ordaliques où l'individu joue « *à la roulette russe* ».
- La *mimicry* (mimétisme) est le simulacre, le « *faire comme si* ». Elle représente la mise en scène, le spectacle (jouer à la poupée, théâtre). Les jeux vidéos, notamment les jeux de rôle, créent une vie construite à sa guise, avec des promotions et des gains qui stimulent l'intérêt. Ils peuvent s'inscrire dans une pathologie comportementale par un surinvestissement lié à des phases existentielles difficiles (Valleur, 2009a). Le verre que l'on boit ou le joint que l'on partage participe eux aussi à une mise en scène qui va nous permettre pendant un moment de nous sentir autre, plus libre, plus joyeux ou plus sociable.

---

[4] *Les bronzés font du ski*, comédie de Patrice Lecomte, 1979.

- L'*ilinx* (vertige) est la griserie, la sensation intense de perte d'équilibre et de contrôle (balançoire, ski). L'ingestion rapide d'alcool est connue dans les milieux festifs, pour ressentir le plus tôt possible les effets de l'ivresse ou pour relever un défi. Comme la pratique intensive du sport ou les paris, les produits psychotropes génèrent des sensations fortes.

L'entrée dans la vie adulte s'accompagne d'un processus normal de mise à l'épreuve des normes et des limites, et toutes les motivations déclinées plus haut se révèlent légitimes, compréhensibles. Il s'agit de comprendre ce qui se passe et dans quel contexte, quelle humeur, quelle temporalité elles prennent leur ancrage. Aux éducateurs ensuite de réfléchir, avec les jeunes, aux moyens de les satisfaire d'une façon positive.

L'adulte peut non pas imposer des solutions mais tenter d'amener l'adolescent à trouver des alternatives constructives : par exemple, comment faire la fête sans artifice psycho actif ? Une tendance allant dans ce sens se dessine d'ailleurs depuis peu, mode passagère ou, peut-être, changement de représentation[5].

Dans l'exemple cité (l'adolescent de quinze ans surpris à fumer du cannabis), à aucun moment l'adulte ne se demande ce que cherchait vraiment le jeune. Au contraire, l'attention est portée sur la dimension négative de l'expérience, à propos notamment :

— De la gravité de l'acte transgressif, avec des conséquences estimées incalculables ;

— De l'absence de responsabilité ou de raison imputée au transgresseur ;

— d'un lien de causalité univoque posé entre l'éducation dispensée par les parents et le comportement du jeune (point de vue de l'école), ou entre ce comportement et l'attention pédagogique de l'école (point de vue des parents) ;

— du sentiment de culpabilité, de honte ou d'humiliation que devrait ressentir le transgresseur pour bien prendre conscience de ce qu'il a fait ;

---

[5] Cf. https://bit.ly/3cK0dUS et d'autres articles dans la presse, affirmant qu'il est désormais de bon ton pour les jeunes de s'abstenir d'alcool.

— du pouvoir quasiment maléfique du produit ou de la conduite incriminée.

Lorsque l'accent est mis sur le produit incriminé et les représentations négatives qui s'y rattachent, la réflexion se construit dans une démarche de procès, avec recherche d'une preuve et d'un coupable. Elle sous-entend que l'« *accident* » vient contrarier un parcours qui, sans lui, allait se dérouler harmonieusement, tenant pour acquis que le comportement incriminé est irrationnel. La réaction qui se présente spontanément à l'esprit est de moraliser le fauteur de troubles, par exemple en insistant sur les conséquences négatives de son geste, en les présentant sous un jour dramatique, menaçantes ou intimidantes, « *pour son bien* », pour qu'il comprenne. L'argumentaire parle à la raison, au sens du devoir, à la fierté, pour faire changer l'autre. Selon ce raisonnement, si le produit (ou comportement) incriminé disparaît, tout devrait rentrer dans l'ordre. La démonstration se heurte à deux problèmes majeurs : d'une part, elle mise sur la rationalité du jeune alors qu'il n'y est pas forcément sensible puisque ses motivations s'enracinent ailleurs ; d'autre part, le produit est investi d'une puissance démesurée qui fait passer au second plan ce qu'il s'agirait de mettre au jour, et dont la consommation est un signe ou un symptôme.

Discours « étique » et discours « émique »

Les représentations sociales envers les drogues sont généralement négatives. Face à ces images, la notion de « *savoir* », ambiguë, repose non pas sur des faits, mais sur des convictions. Dans une perspective « *étique* » (c'est-à-dire traduisant en extériorité le point de vue de l'observateur), la représentation est une croyance figée, issue d'un savoir manipulé. Par exemple, les représentations de l'adulte vis-à-vis du cannabis sont, du point de vue du jeune, exagérément, dramatiques et injustes, puisque l'alcool est toléré alors que c'est une drogue très dangereuse. Inversement, les représentations du jeune vis-à-vis du cannabis sont, du point de vue de l'adulte, exagérément optimistes puisque la littérature scientifique parle des risques pour la santé, surtout lorsque le produit est consommé d'une façon précoce, et puisque la substance est interdite et met le consommateur en danger d'un point de vue légal. Dans une perspective « *émique* » (c'est-à-dire traduisant en intériorité le point de vue de l'usager), les deux parties pensent avoir raison. Ce qui est faux pour le premier est vrai pour le second. Confronter l'un ou l'autre à l'inexactitude de ce qui est affirmé revient à mettre en doute son histoire, sa vérité, sa perception du bien et du mal, ce qui est difficilement recevable.

Pour mettre en débat les idées reçues qui font obstacle à une attitude constructive face aux consommations de drogues, les deux approches sont à considérer. Il serait caricatural d'opposer d'un côté les représentations erronées et de l'autre un savoir authentique, parce que si les deux conceptions du monde s'opposent, elles se superposent partiellement. La vérité de l'autre est liée à des expériences, à des capacités qui ne sont pas à rejeter, mais à découvrir de façon à créer des ponts, à tisser des complémentarités. Ne pas considérer l'autre comme un « *idiot* » culturel, et ne pas se considérer comme le détenteur d'une vérité universelle, tels sont les deux principes qui doivent nous guider.

Les éducateurs face aux ados, entre désir de bien faire, colère et sentiment d'impuissance

Pour l'adulte, l'adolescent est un personnage énigmatique, ironique, décalé mais également attachant. Lui parler est une tâche délicate, parce que le sens ou la charge émotionnelle des mots ne sont pas les mêmes pour les deux générations. Le mot « *cannabis* » illustre bien ce clivage, à la fois synonyme de mise en danger et de réunions entre copains ou soulagement d'un stress, réponse à un « *ici et maintenant* » jouissif ou douloureux. L'appel constant à la préparation de sa vie future, conjugué à un présent scolaire contraignant, contribue à une augmentation de ce stress et rend indispensable le « *temps d'à-côté* », celui des soirées ou des jeux, des défis et des expérimentations où l'on est entre pairs, avec « *l'oubli de l'avenir* » (Le Garrec, 2011).

Faire peur ou faire honte

Le recours à la peur est fréquemment utilisé pour sensibiliser aux risques encourus en cas de comportements jugés dangereux. Au sujet de son effet dissuasif, la littérature est partagée (Gallopel-Morvan,

2006), le plus souvent franchement hostile, dénonçant même des effets pervers (Peters *et al.*, 2014 ; Ruiter*et al.*, 2014 ; Kok *et al.*, 2014 ; Blondé et Girandola, 2016). Les campagnes de prévention centrées sur la peur suscitent des stratégies défensives pour juguler cette peur, alors que le but est de juguler le danger. Les jeunes (mais pas uniquement eux) en tirent des arguments à la fois logiques et pleins de mauvaise foi pour ne pas changer. *« Fumer est dangereux, mais pas pour moi puisque je compense par une nourriture saine ». « Je fume du cannabis, mais toi tu bois de l'alcool, c'est pire... ».* En outre, les effets peuvent être contre-productifs : l'expérience de la peur permet de sentir qu'on existe (Barras, 2014).

Pour favoriser une peur « *saine* », professionnels et parents sont demandeurs de savoirs objectifs (connaissance des produits, de la législation et des effets négatifs sur le corps) qui, selon eux, feraient obstacle aux comportements à risque. Mais si les questions des jeunes sur les drogues portent en apparence sur des faits concrets et objectifs *(« Quelles différences entre les drogues ? » ; « Le cannabis est-il plus dangereux que l'alcool ? » ; « Quelle est la dose à ne pas dépasser ? »)*, elles cachent d'autres questions plus importantes à propos de leur vie en tant qu'homme ou en tant que femme, du plaisir, du devoir, du sens de la vie, de l'avenir de la société. En y répondant à la lettre, les éducateurs passent à côté de l'essentiel. D'ailleurs, les adultes qui se posent les mêmes questions factuelles s'interrogent en fait sur leur rôle, leur responsabilité, sur la façon d'être de meilleurs interlocuteurs pour des adolescents en plein bouleversement. Les questions sur les produits sont des questions-prétextes qui offrent un intérêt de connaissance orienté vers la pratique, alors que les autres, à portée philosophique, ont une portée éducative.

Il est tentant d'en passer par la moralisation, en guise de réaction à un acte transgressif. La moralisation d'autrefois passait par le recours aux exemples (comme les vies de saints) qui non seulement constituaient des modèles à imiter mais pouvaient également « *faire honte* » aux individus qui tombaient dans les pièges d'une vie facile. Faire la morale aux élèves paresseux, tricheurs ou consommateurs de drogues, à ses adolescents qui commencent à agir d'une façon répréhensible, se nourrit d'une intention louable mais accentue la distance entre la personne qui parle et le coupable qu'on ne comprend pas et dont on n'attend qu'une chose, qu'il change, et vite. La question de la volonté est généralement évoquée, comme s'il suffisait de vouloir pour pouvoir, à l'instar d'un *« Yes we can ! »* qui fait du perdant un être qui n'a pas suffisamment voulu et qui donc, par sa faute, se met en échec.

Les drogues, quelles qu'elles soient, sont accusées de séduire pour mieux détruire, privant les personnes de toute faculté de décision. Les « *drogués* » deviennent des boucs émissaires commodes, qui permettent à la société d'éviter de s'interroger sur sa propre culpabilité et de reconstruire son unité sur le dos d'une victime malchanceuse (Girard, 1982).

La théorie de l'escalade

La théorie de l'escalade *(gatewaytheory)* s'est développée dans les années 80, le cannabis ainsi que l'alcool étant présentés comme les étapes préliminaires à la consommation d'autres drogues (Nkansah-Amankra et Minelli, 2016). En vertu de cette théorie, la simple évocation du produit inquiète : « *Nous avons renvoyé deux élèves qui « dealaient » des herbes de Provence. Ils auraient fini par vendre de la drogue dans l'école* ». L'accompagnement cherche à dédramatiser les propos. Le fait de vendre sous le manteau des herbes aromatiques est certes une faute à sanctionner. En revanche, exclure les élèves parce qu'ils « *jouent aux drogués* » ou comme futurs trafiquants de cannabis est un abus qui met en péril leur avenir scolaire.

Cette théorie est alimentée par un imaginaire fondé sur la fascination. La « *descente aux enfers* » est prisée par les médias comme, par exemple, le roman à succès *Moi, Christiane F.*, récit d'une héroïnomane au destin tragique. Les fumeurs de joints ne s'y retrouvent pas, leur propre consommation paraissant anodine en comparaison. Ou encore, ils sont captivés par un monde glauque qui vient combler une faille identitaire : des jeunes mal dans leur peau, ne sachant pas qui ils sont, préfèrent endosser une identité de « *toxicomane* » plutôt que de n'en avoir aucune (Barras, 2015). Cet enfermement identitaire offre des bénéfices secondaires pour l'élève, qui a l'impression de savoir qui il est, et pour l'éducateur, qui peut mettre des mots sur la raison d'une dérive scolaire. Mais il provoque l'essoufflement d'un processus éducatif qui devrait prendre son ancrage dans la confiance, et non s'appuyer sur des certitudes peut être confortables, mais mortifères.

Coluche, dans un sketch célèbre, fait parler un père alcoolique qui met en garde son fils et la « *pente savonneuse* » dans laquelle il s'est engagé : « *Aujourd'hui, c'est un petit verre qu'il te faut, mais demain tu en fumeras tout un paquet !* ». Cette façon de prédire le pire est ancienne, comme le proverbe « *Qui vole un œuf, vole un bœuf* » attesté dans l'Ecclésiaste. Elle repose sur ce que Chapman et Chapman (1959) ont appelé « *l'inversion des prémisses* » : si tout consommateur d'héroïne a certes consommé de l'alcool ou du cannabis dans son passé, cette consommation ne peut présager d'un recours futur (et obligatoire) à l'héroïne.

Vouloir éradiquer la « bactérie »

Dans le champ scolaire, l'attitude observée contre les élèves jugés subversifs procède en grande partie d'une vision pasteurienne selon laquelle il faut dépister, soigner, puis éradiquer. Historiquement, la lutte contre les bactéries consistait à aérer les maisons, à se laver et à laver son linge, à créer des espaces distincts pour se nourrir ou pour dormir, pour les humains et pour les animaux, pour les malades et les personnes en bonne santé. Actuellement, le danger à éradiquer se cache partout, l'angoisse qui en résulte est à son comble (Peretti-Watel et Moatti, 2009). À ce besoin d'hygiène correspond un désir de maîtrise, l'école comme les parents souhaitant se prémunir au maximum de tous les dangers qui viendraient menacer le parcours scolaire ou l'épanouissement personnel de leur rejeton. L'adolescent ne s'inscrit pas forcément dans un cadre pourtant construit à sa mesure. Les élèves récalcitrants sont dès lors jugés ingrats, et s'ils se font exclure, « *c'est qu'ils l'ont bien cherché* ».

Avec la course à l'excellence et à l'efficacité, tellement valorisées dans notre société, nous avons fort à faire pour démontrer aux éducateurs qu'il est urgent de modifier des représentations simplistes (par exemple, plus on prend de précautions, plus on garantit le succès), et que ce dernier, qu'il s'agit de définir, passe souvent par des voies inattendues, l'accueil de la différence étant un ingrédient à ne pas négliger. Le jeune, même s'il est rebelle, n'est pas insensible à l'image qui lui est renvoyée. Il y prend même une part active. « *Ce que l'individu est pour lui-même,* écrivait Erwin Goffman (1973, p. 263), *il ne l'a pas inventé* ». Autrement dit, si l'adulte considère l'adolescent comme un être agité de pensées morbides, incompris et révolté, l'adolescent va y souscrire, consciemment ou non.

En matière d'éducation, certains parents, bardés de bonnes intentions, font « *tout* » pour leurs enfants. Or, si la prudence est bonne conseillère, elle ne peut ni ne doit brider le futur. L'avenir n'a pas toujours la régularité ni la prévisibilité d'une horloge ; il évolue souvent comme le nuage, changeant, au tracé imprévisible. Les parents favorisent la bonne marche de « *l'horloge* » en soutenant et en donnant des repères aux jeunes ; mais ils doivent aussi les laisser respirer et leur faire confiance, pour favoriser une liberté, un « *vagabondage* » dont ils ont aussi besoin.

La prévention en éducation : des idées simplistes à une vision complexe des événements

La fonction éducative passe par la transmission et l'incorporation de règles à suivre pour acquérir les codes de vie en société et rester vigilant face à ses multiples dangers. Quand les enfants sont petits, les parents leur interdisent de parler aux inconnus ou de traverser la rue sans faire attention aux voitures. Lorsqu'ils grandissent et s'éloignent du monde de l'enfance, ils ont à utiliser d'autres ressorts que la persuasion par la simple injonction, la menace ou la peur. Dorénavant, ils ne sont plus en mesure de maîtriser ce que fait, où va, ou ce que veut un adolescent qui, pour accéder au statut adulte, doit se mesurer à la loi des aînés, en vérifier la solidité et la cohérence. La transgression est un passage à l'acte destiné à la défier, pour prouver aux parents, toujours réticents à l'admettre, que l'adolescent est un adulte en devenir, avec une personnalité propre. La responsabilisation a pour but de favoriser la construction progressive d'un *contrôle interne* (je ne transgresse pas parce que je comprends que ce n'est pas la bonne façon de faire), à la place du *contrôle externe* qui est le propre de l'enfant (je ne transgresse pas parce que je vais être puni, mais je le fais si personne ne me voit). La prévention consiste donc non pas à la simple transmission de données factuelles, de connaissances théoriques, mais à construire ce contrôle interne qui rendra la personne responsable de ses actes.

Comprendre si une consommation est problématique ou non

Suivant la formule du psychiatre Claude Olievenstein (1987), la toxicomanie résulte de la rencontre entre un individu, un environnement et un produit. C'est l'articulation entre ces trois composants qui détermine si une consommation est problématique ou non (Valleur, 2006, 2009 b). Toutes les situations de consommation n'impliquent pas une dépendance et ne relèvent donc pas du champ pathologique. Si les substances interdites sont toutes susceptibles d'amener des problèmes vis-à-vis de la loi et des règlements, les conséquences à long terme ne sont pas inévitables, même si les éducateurs restent prompts à envisager le pire et qu'il convient de prendre en compte cette inquiétude. Autrement dit, une consommation problématique n'est pas due uniquement au produit (plus ou moins dangereux, légal ou non...) ni aux seules caractéristiques personnelles (sans volonté, influençable, déprimée...) ni encore à un certain contexte (une famille laxiste, des amis peu fréquentables, un travail stressant...), mais à une alchimie complexe entre ces facteurs. Cette structure tripartite peut étayer une démarche d'enquête et analyser les tenants et aboutissants d'une situation donnée au lieu de l'enfermer dans une démarche de procès, au sens de quête de preuves et recherche d'un coupable.

Comprendre le sens de la demande

Les demandes des jeunes cachent, sous un discours explicite, des significations qu'il s'agit de faire émerger et de décoder. Parlant d'élèves de quartiers dits sensibles, confrontés à la maltraitance sociale, le psychanalyste Philippe Lacadée (2010) signale que « *ce qui cause la demande n'est pas l'objet mais la demande elle-même* », dont la structure est « *de rater ce qu'elle vise* », comme une demande d'amour impossible à combler (p. 94). En cas de ratages à répétition, il est tentant de renoncer à tout effort, puisqu'ils n'amènent à rien. S'interroger sur le sens de la demande est essentiel, en analysant non pas la pertinence de l'objet explicitement demandé (« *Nous voulons un panier de basket* »), mais la demande sous-jacente (« *Nous voulons être pris au sérieux, avoir notre mot à dire* »). De la même façon, consommer un produit psychotrope revient à trouver une réponse immédiate, efficace, pour combler un creux fait de vide existentiel, de sentiment d'incompréhension, de désir de vivre autre chose et ailleurs. Se décaler d'un premier niveau d'interprétation permet de comprendre, au-delà des mots et des comportements, quel est le message transmis.

Le difficile métier d'éducateur

Malgré les différends et les conflits qui opposent les générations, les adolescents gardent des attentes fortes vis-à-vis de leurs parents et vis-à-vis de l'école. Ils tiennent à ce que les adultes se préoccupent de leur santé, par exemple en matière de consommation d'alcool (FEGPA, 2010, 2011). La tâche des adultes est difficile : s'ils entendent donner des instructions aux jeunes, ils seront accusés d'être intrusifs, mais s'ils ne font rien, les ados se sentiront abandonnés. Il leur faut rester ouverts à la discussion, mais sans s'imposer.

Pour conclure...

Au lieu d'être obnubilé par « *l'offre* », ce qui est en vente et à la disposition du public, les éducateurs devraient davantage se pencher sur la « *demande* », c'est-à-dire le pourquoi des consommations de produits psychotropes. L'adulte qui s'adresse à l'adolescent a souvent l'impression pénible de prêcher dans le vide. Or, il n'en est rien. Le discours des adultes risque effectivement d'être ignoré, voire moqué, pendant une période souvent qualifiée de « *crise* », mais il va rejaillir plus tard, une fois cette étape franchie. *« Le lien aux parents est celui par lequel l'enfant intériorise le rapport à la règle, le sentiment d'obligation, non comme une simple restriction de sa liberté, mais comme un gain par acquisition de compétence »* (Couteron, 2009, p. 11). L'impact de l'école est analogue. Mais pour y parvenir, l'éducateur doit accepter que sa mission comporte un aspect ingrat fait de répétitions, de sentiment d'inutilité, mais qui constitue malgré toutes les embûches un tremplin nécessaire vers l'âge adulte. D'après l'analyse des styles éducatifs parentaux élaborés par Diana Baumrind (1991), une dimension d'autorité est essentielle pour aider le jeune à se construire. Le style qualifié de *vigilant* (ou *autoritatif*, c'est-à-dire qui n'est ni autoritaire, ni négligent) est généralement décrit comme le plus bénéfique, articulant discipline cohérente, respect des besoins de chacun et chaleur humaine, sans excès et sans manque. Il signifie que le jeune est conscient qu'en cas de problème, il peut faire appel à des adultes. La transmission des valeurs se produit par le dialogue et par une série d'implicites qui marquent le jeune, comme un mode de vivre et de penser, de s'exprimer, d'affronter les problèmes, de poser des choix politiques ou philosophiques. Une attention chaleureuse accompagnée d'exigences fortes réunit les ingrédients favorables à la responsabilisation du jeune, donc à un choix de vie réfléchi. Cette démarche s'inscrit dans un processus d'éducation « transformatoire » pour construire, avec l'autre, une solution spécifique. Comment avoir du plaisir à vivre sa vie ? Comment tisser des liens avec son entourage ? Comment mettre en mots le mal-être qui se cache sous la consommation ? Chacun doit imaginer et tester les réponses possibles, repérer ce qui peut-être existe déjà et mériterait d'être développé. Au lieu de voir un jeune en train de se perdre, il faut se demander ce qu'il cherche, quel vide ou quel besoin il comble par un produit. Ensuite, il est important de valoriser les solutions créatives, qu'il s'agisse de théâtre, de rap, de sport ou de bénévolat, ou de toute autre solution que le jeune est capable de trouver, parce qu'elles font grandir la confiance, ce qui rejaillit sur l'adolescent et l'adulte qu'il sera.

Références

Barras C. (2014). *On est trop sérieux à quinze ans. Des jeunes parlent de la mort, de la vie et de l'amour*. Vevey : L'Aire.

Barras C. (2015). « Que faire des pommes pourries dans une école ouverte à tous ? ».In A. Manço (dir.). *Pratiques pour une école inclusive : agir ensemble*. Paris : L'Harmattan, p. 123-144.

Barras C. (2018). « L'alphabétisation politique dans une démarche d'accompagnement. Déconstruire les idées reçues pour éviter la stigmatisation et l'exclusion des jeunes consommateurs de psychotropes. *Citizenship Education Research Journal*, vol. 7, n° 1, p. 20-29.

Baumrind D. (1991). « The influence of parenting style on adolescent competence and substance use ». *Journal of Early Adolescence*, vol. 11, n° 1, p. 56-95.

Benghozi P. (2014). « L'addiction trompe le vide, un leurre des contenants généalogiques troués par une approche transcontenante de l'anorexie mentale ». *Psychotropes,* vol. 20, n° 1, p. 103-121.

Blondé J., Girandola F. (2016). « Faire appel à la peur pour persuader ? Revue de la littérature et perspectives de recherche ». *L'Année psychologique*, 116 (1) 67-103.

Blondel M.-P. (2004). « Objets transitionnels et autres objets d'addiction ». *Revue française de psychanalyse*, vol. 68, n° 2, p. 459-467.

Caillois R. (1967). *Les jeux et les hommes*. Paris : Gallimard.

Chapman L. J., Chapman J.-P. (1959). « Atmosphere effect re-examined ». *Journal of Experimental Psychology*, vol. 58, p. 220-226.

Couteron J.-P. (2009). « Grandir parmi les addictions, quelle place pour l'éducation ? ».*Psychotropes,* vol. 15, n° 4, p. 9-25.

Couteron J.-P., Lascaux M., Stehelin A. (2017). *Adolescents et cannabis, que faire ?* Paris : Dunod.

FEGPA (Fédération genevoise pour la prévention de l'alcoolisme) (2010), *Guide pour des parents éclairés sur la consommation d'alcool à l'adolescence*, disponible en ligne (Note : le guide n'est pas favorable à une initiation précoce, mais avec humour, insistant sur la confiance qui doit exister entre l'adulte et l'ado).

FEGPA (Fédération genevoise pour la prévention de l'alcoolisme) (2011), *Mes parents face aux ados et l'alcool. Le point de vue des ados sur l'attitude de leurs parents face à la consommation d'alcool à l'adolescence*, disponible en ligne.

Gallopel-Morvan K., (2006). « Peur et persuasion sociale : état de l'art, limites et voies de recherches. *Recherches et application en marketing,* n° 21, p. 41-60.

Girard R. (1982). *Le bouc émissaire*. Paris : Grasset.

Goffman E. (1973). *La mise en scène de la vie quotidienne*, tome 2. Paris : Les éditions de minuit.

Guillaumin J.-Y. (2014). « Addiction, *addictus* et *addictio* ». *Dépendances*, n° 51, p. 24-27.

Kok G., Bartholomew L. K., Parcel G. S., Gottlieb N. H., Fernandez M. E. (2014). « Finding theory and evidence-based alternatives to fear appeals : intervention mapping ». *International Journal of Psychology,* vol. 49, n° 2, p. 98-107.

Lacadée P. (2010). *Le malentendu de l'enfant. Que nous disent les enfants et adolescents d'aujourd'hui ?* Paris : Éditions Michèle.

Le Garrec S. (2011). « Le temps des consommations comme oubli du présent ». *Psychotropes*, vol. 17, n° 2, p. 17-38.

Le Pape C. (2008). « La famille risquogène. Enjeux de recherche en sciences humaines et sociales ». *Notes et Documents*. Observatoire sociologique du changement/CNRS, Sciences Po, 2008-4.

Mc Dougall J. (1989). *Théâtre du corps*. Paris : Gallimard.

Mc Dougall J. (2004). « L'économie psychique de l'addiction ». *Revue française de psychanalyse*, vol. 68, n° 2, p. 511-527.

Moreau N., Lebacq T., Dujeu M., de Smet P., Godin I., Castetbon K. (2017). *Comportements, bien-être et santé des élèves. Enquête HBSC 2014 en 5e-6e primaire et dans le secondaire en Fédération Wallonie-Bruxelles.* Service d'Information Promotion Éducation Santé (SIPES), École de Santé Publique, Université libre de Bruxelles.

Morel A., Couteron J.-P. (2008). *Les conduites addictives. Comprendre, prévenir, soigner.* Paris : Dunod.

Morel A., Couteron J.-P. (2019, 3ème édition). *Aide-mémoire addictologie en 47 notions*. Paris : Dunod.

Moro R.-M. (2001). « Entretien avec Joyce McDougall ». *Le Carnet Psy*, vol. 67, n°7, p. 20-27.

Nkansah-Amankra S., Minelli M. (2016). « 'Gateway hypothesis' and early drug use: additional findings from tracking a population-based sample of adolescents to adulthood ». *Preventivemedicine reports,* vol. 4, p. 134-141.

Olievenstein C. (1987). *La clinique du toxicomane.* Paris : Éditions Universitaires.

Peretti-Watel Patrick,Moatti Jean-Paul (2009). *Le principe de prévention.* Paris : Seuil.

Peters G.-J. Y, Ruiter R. A. C., Kok G. (2014). « Threatening communication : a qualitative study of fear appeal effectiveness beliefs among intervention developers, policymakers, politicians, scientists, and advertising professionals ». *International Journal of Psychology,* vol. 49, n° 22, p. 71-79.

Pharo P. (2018). *Le capitalisme addictif.* Paris : PUF.

Rozaire C., Guillou-Landreat M., Grall-Bronnec M., Rocher B., Venisse J.-L. (2009). « Qu'est-ce que l'addiction ? ».*Archives de politique criminelle*, vol. 31, n° 1, p. 9-23.

Ruiter R. A. C., Kessels L. T. E., Peters G. J. Y., Kok G. (2014). « Sixty years of fear appelresearch : current state of the evidence ». *Journal of International Psychology,* vol. 49, n° 2, p. 63-70.

Saal C., de Duve M. (2018). « Hors-la-loi ou pédagogues ? Les parents face à la consommation d'alcool des ados ». *Prospective Jeunesse Drogues Santé Prévention*, n° 83, p. 21-23.

Sissa G. (1997). *Le plaisir et le mal. Philosophie de la drogue*. Paris : Odile Jacob.

Spilka S., Ngantcha M., Mutatayi C., Beck F., Richard J.-B., Godeau E. (2016). *La santé des collégiens en France/ 2014. Données françaises de l'enquête internationale HealthBehaviour in School-agedChildren (HBSC). Expérimentation de produits psychoactifs*.https://www.santepubliquefrance.fr/les-actualites/2016/sante-des-collegiens-en-france-nouvelles-donnees-de-l-enquete-hbsc-2014

Stiegler B. (2007). « Questions de pharmacologie générale. Il n'y a pas de simple pharmakon ». *Psychotropes*, 13 (3) 27-54.

Suissa A. J. (2008). « Addictions et pathologisation de l'existence : aspects psychosociaux ». *Psychotropes*, vol. 14, n°2, p.61-80.

Valleur M. (2006). « Les modèles psychologiques de compréhension des addictions ». In M. Reynaud (dir.). *Traité d'addictologie*. Paris : Médecine-Sciences Flammarion, p. 59-68.

Valleur M. (2007). « Jeu, recherche de sens, et addiction ». *Psychotropes*vol. 13, n° 3, p. 13-25.

Valleur M. (2009a). « La cyberaddiction existe-t-elle ? ». *Psychotropes,*vol. 15, n° 1, p. 9-19.

Valleur M. (2009 b). « Entretien avec Marc Valleur ». *La lettre de l'enfance et de l'adolescence,*vol. 77, n° 3, p. 55-64.

VenisseJ.-L.,Grall-Bronnec M. (dir.) (2012). *Les addictions sans drogue : prévenir et traiter. Un défi sociétal.* Paris : Elsevier Masson.

Winnicott D. W. (2010). *Les objets transitionnels,* Paris : Petite Bibliothèque Payot.

Structures éditoriales du groupe L'Harmattan

L'Harmattan Italie
Via degli Artisti, 15
10124 Torino
harmattan.italia@gmail.com

L'Harmattan Hongrie
Kossuth l. u. 14-16.
1053 Budapest
harmattan@harmattan.hu

L'Harmattan Sénégal
10 VDN en face Mermoz
BP 45034 Dakar-Fann
senharmattan@gmail.com

L'Harmattan Cameroun
TSINGA/FECAFOOT
BP 11486 Yaoundé
inkoukam@gmail.com

L'Harmattan Burkina Faso
Achille Somé – tengnule@hotmail.fr

L'Harmattan Guinée
Almamya, rue KA 028 OKB Agency
BP 3470 Conakry
harmattanguinee@yahoo.fr

L'Harmattan RDC
185, avenue Nyangwe
Commune de Lingwala – Kinshasa
matangilamusadila@yahoo.fr

L'Harmattan Congo
67, boulevard Denis-Sassou-N'Guesso
BP 2874 Brazzaville
harmattan.congo@yahoo.fr

L'Harmattan Mali
ACI 2000 - Immeuble Mgr Jean Marie Cisse
Bureau 10
BP 145 Bamako-Mali
mali@harmattan.fr

L'Harmattan Togo
Djidjole – Lomé
Maison Amela
face EPP BATOME
ddamela@aol.com

L'Harmattan Côte d'Ivoire
Résidence Karl – Cité des Arts
Abidjan-Cocody
03 BP 1588 Abidjan
espace_harmattan.ci@hotmail.fr

Nos librairies en France

Librairie internationale
16, rue des Écoles
75005 Paris
librairie.internationale@harmattan.fr
01 40 46 79 11
www.librairieharmattan.com

Librairie des savoirs
21, rue des Écoles
75005 Paris
librairie.sh@harmattan.fr
01 46 34 13 71
www.librairieharmattansh.com

Librairie Le Lucernaire
53, rue Notre-Dame-des-Champs
75006 Paris
librairie@lucernaire.fr
01 42 22 67 13

www.ingramcontent.com/pod-product-compliance
Lightning Source LLC
LaVergne TN
LVHW021217061026
849535LV00008B/2779
* 9 7 8 2 3 4 3 2 3 8 2 7 2 *